INFIRMIÈRE

MICHELLE BRESSAND

Avec la collaboration de Frank De Bondt

INFIRMIÈRE

La passion de l'hôpital

ROBERT LAFFONT

ISBN 2-221-10599-0

À toutes celles qui y croient et y croiront toujours

Introduction

Il est des passions rayonnantes et des passions intérieures. La sienne est flamboyante, exubérante et communicative. « L'hôpital m'a faite telle que je suis. Je lui dois beaucoup. »

Pourtant lorsqu'elle entre à l'école d'infirmière, à dix-huit ans, Michelle Bressand ne se sent pas habitée par une vocation particulière et son milieu familial ne la prédestine pas à embrasser cette profession. C'est le métier qui, au quotidien, la convainc très vite qu'il est fait pour elle. Elle a choisi de l'exercer à l'hôpital, et de rester fidèle à celui-ci, parce qu'entre elle et ce lieu d'apparence austère, où personne ne se rend de gaieté de cœur, le coup de foudre est immédiat.

Michelle Bressand est aujourd'hui, à cinquante-sept ans, directrice des soins à la Direction générale des hôpitaux de Paris. À ce titre, elle coordonne le travail des 20 000 infirmières et infirmiers des trente-huit hôpitaux de l'Assistance publique (APHP), deuxième employeur d'Île-de-France. Mais ne dites surtout pas à cette belle femme, élégante et énergique, au regard de braise et à la voix gouailleuse, qu'elle n'a pas l'air d'une infirmière. Comme si les infirmières devaient être petites, soumises et effacées. Elle qui adore bousculer les idées reçues, les préjugés et les conventions ne se prive pas du plaisir de clamer : « Je me sens toujours totalement infirmière. » Car, où qu'elle soit et face à n'importe quel interlocuteur, elle reste elle-même, convaincue que la valeur de ses avis tient à ce qu'elle est d'abord et avant tout infirmière. Un titre décerné à vie.

C'est précisément pour défendre sa profession, pour exiger le droit à la parole, qu'elle a voulu « sortir du rang ». Elle a pour atouts la volonté, l'énergie et le franc-parler, servis par un don du ciel dont elle use sans modération : une verve décapante et un culot rarement pris en défaut. Ses trente-huit ans de carrière sont trente-huit années de combat. Contre l'inertie, contre les aberrations de la bureaucratie, contre le mépris dans lequel est tenu le point de vue infirmier, contre l'arrogance gestionnaire, contre le paternalisme des médecins.

De l'hôpital, elle a voulu tout connaître, tout voir, tout entendre. Elle a travaillé en réanimation, aux urgences, en salle d'opération, en chirurgie. Dans tous les services. Pour comprendre comment ça marche, mais surtout pour avoir son mot à dire dans son organisation, elle a souhaité faire carrière et elle s'en est donné les moyens. D'infirmière, elle passe cadre infirmier. À trente-deux ans, elle est déjà infirmière générale, puis elle devient directeur des soins, membre de l'équipe de direction de l'hôpital Claude-Bernard, puis de l'Hôtel-Dieu, de Saint-Louis et de Cochin.

Lorsque, en 1988, le professeur Jean Bernard cherche une infirmière qui puisse siéger au Comité national d'éthique qu'il préside, c'est elle qui est sollicitée. L'année suivante, Bruno Durieux, ministre de la Santé des gouvernements Rocard puis Cresson, souhaite – et c'est une première – avoir une infirmière dans son cabinet. Ce sera elle, qui fera, à ce poste, avancer certaines propositions infirmières. C'est aussi à cette occasion que Michelle Bressand découvre les mécanismes du pouvoir politique, ainsi que l'ingéniosité et l'hypocrisie des conservateurs de tous ordres. Élue « infirmière de l'année » en 1992 pour les lectrices d'*Infirmière magazine*, elle reçoit trois ans plus tard, des mains de François Mitterrand, les insignes de chevalier de la Légion d'honneur.

Devenue catholique lorsqu'elle travaillait en « réa », elle participe activement à la vie de sa paroisse, tout comme elle s'est engagée dans la vie politique en tant que conseillère du XIXe arrondissement de Paris. Mère de deux enfants, quatre fois grand-mère, Michelle Bressand a fait de son métier un acte de foi.

C'est sans doute grâce à un indéracinable optimisme qu'à trente ans elle a combattu, clouée sur un lit d'hôpital, une hépatite virale sévère contractée en soignant un blessé. Elle aurait pu mourir « au champ d'honneur ». Son livre est un plaidoyer et un témoignage. Au nom des infirmières et des infirmiers qui, chaque jour, voient l'hôpital d'en bas.

F. D. B.

Été 2003 : la honte

Face au spectacle hallucinant de ces milliers de morts, de ces corps de vieillards qui faisaient déborder les morgues des hôpitaux jusque dans les entrepôts frigorifiques du marché de Rungis, c'est un sentiment de honte qui m'a submergée. La honte face à tant d'indifférence et d'incompréhension, face à tant de désinvolture chez ceux qui auraient dû réagir et dont l'incapacité à entendre les personnels qui assistaient à ce drame, parfois impuissants, toujours débordés, mais animés d'un courage et d'une énergie extraordinaires, m'a scandalisée.

Oui, j'ai eu honte de mon pays et cela ne m'était jamais arrivé avant ce mois d'août de l'été 2003. Il y a ceux qui ont vu... et les autres.

Un été ordinaire

Le 5 août, lors de la réunion hebdomadaire de l'APHP à laquelle participent les responsables des différents hôpitaux parisiens et des médecins urgentistes, aucune inquiétude particulière n'est exprimée. Rien à signaler. Comme chaque été, au mois d'août, lorsque la capitale se met en vacances, l'ordre du jour porte sur la fermeture de lits.

C'est donc installés dans notre ordinaire estival que nous allons être confrontés à un drame sans précédent, à un problème inconnu. Même si par la suite quelques grands spécialistes ont assuré que la catastrophe était prévisible, tout le monde a été pris de court. Personne ne savait.

Des pays comme les États-Unis ont connu de grandes épidémies d'hyperthermie dues à des conditions météorologiques extrêmes. Pas la France. Personne n'avait été formé pour soigner ce mal caractérisé par une impressionnante montée de la température du corps à laquelle il devient impossible de remédier.

Dix jours d'enfer

C'est le 6 août que les premiers signes d'une anomalie apparaissent. Tous les étés, certes, nos hôpitaux reçoivent un nombre plus important de personnes âgées. Ce sont souvent les familles qui les accompagnent. Mais ce jour-là, le rythme des arrivées aux urgences de personnes âgées amenées par les pompiers et les ambulances s'intensifie anormalement.

Dès le 7 au matin, la direction des hôpitaux de l'Assistance publique est alertée par les responsables de tous les établissements. Le phénomène est général. Les urgences commencent à être débordées. Mais peut-être ne s'agit-il que d'un coup de chaleur passager ?

Le vendredi 8 août, les personnes présentes dans les hôpitaux n'ont plus aucun doute : quelque chose de très grave est en train de se passer et tout indique que cela va durer. La situation réclame des mesures spécifiques d'urgence car il s'agit bien d'une épidémie d'hyperthermie. Les personnes âgées sont dans un état désastreux. On a du mal à les réhydrater et à refroidir leurs organismes.

La crise est perceptible. Nos hôpitaux s'organisent et une cellule de crise est activée au siège de l'APHP. Elle réunit le secrétaire général, les directeurs, les responsables des achats, des transports, ainsi que l'infirmière générale.

La directrice générale est rentrée de vacances dare-dare. Nous sommes en parfait accord sur le diagnostic et la parade. Elle sera le formidable général de campagne qu'il faut en pareilles circonstances – lorsqu'il est urgent d'oublier les règlements. « Fonçons et ne nous occupons pas des grincheux » est son mot d'ordre. Et nous avons foncé.

Réunion de crise le lundi 11 août au matin, en présence d'un représentant du ministère de la Santé, conférence de presse de la direction générale de l'APHP l'après-midi. Les directeurs de soins infirmiers de tous les hôpitaux sont rentrés de vacances, beaucoup d'infirmières sont revenues aussi après avoir appelé spontanément leur service. Des médecins annoncent également leur retour.

Face à l'ampleur d'une épidémie qui désarçonne tout le monde et alors que nous n'avons pas reçu de directives claires sur la manière de la traiter, une idée : l'armée. Celle-ci possède une certaine expérience de l'hyperthermie, ses troupes séjournant régulièrement en Afrique. Je téléphone au Val-de-Grâce. L'infirmière-major me donne les coordonnées du général médecin-chef. Je l'appelle et il m'envoie aussitôt les protocoles de soins appropriés. Cette rapidité tranche avec l'inertie de nos institutions sanitaires. Nous photocopions les documents de l'armée pour les faire porter à tous les services.

Cette nuit-là et le jour suivant, nous faisons avec la directrice générale le tour des urgences et des services de gériatrie des hôpitaux de Paris. Au bout de la nuit, épuisées, nous nous asseyons sur les marches, à l'entrée de l'un des services d'urgence. Nous sommes complètement effondrées. La situation est catastrophique et semble non maîtrisable. Je propose de téléphoner à tous nos Instituts de formation infirmière afin qu'ils lancent un appel à leurs étudiantes.

En deux jours, plus de trois cents étudiantes infirmières sont accourues. J'ai pris sur moi, sans en référer à personne, de promettre la validation de tous les stages de ces volontaires pour leur diplôme d'État, quel que soit le service auquel elles se destinaient. Par la suite, nul n'a osé faire d'objections. Leurs enseignantes sont venues avec elles dans les unités de soins pour nous aider.

Le droit à l'initiative

Ces journées complètement folles, pendant lesquelles les services doivent se débrouiller comme ils le peuvent, avec les moyens du bord, révèlent l'extraordinaire capacité de mobilisation de tous, infirmières, aides-soignantes, médecins et administratifs – car ces derniers viennent aussi donner un coup de main dans les unités de soins.

Bien davantage qu'un élan de solidarité, il s'agit

d'un énorme mouvement spontané d'entraide des hospitaliers. Personne ne compte ses heures, ses droits ou son énergie. Chacun appelle à la rescousse son imagination pour trouver des solutions. Les hôpitaux s'échangent les idées et les petits « trucs » susceptibles d'améliorer l'état des malades.

Les cuisiniers congèlent notamment les poches de perfusion dans les cuisines de l'hôpital pour en faire des vessies de glace réutilisables. Tout le monde s'y met. Les ventilateurs qui tournent dans les bureaux sont tous portés dans les chambres. L'une de nos trouvailles consiste à déposer de gros blocs de glace dans une salle, à placer les malades autour et à laisser souffler les ventilateurs sur la glace pour rafraîchir l'air. Comme la glace finit par fondre, il faut ensuite apporter des aspirateurs à eau... Quel cirque !

Les blanchisseurs n'arrêtent pas de faire tourner les machines pour laver les draps, les serviettes, les blouses, parce que tout le monde transpire abondamment. Les ouvriers attachés à nos hôpitaux arrosent et tendent des draps mouillés sur les verrières. Des infirmières et des médecins travaillent avec des serviettes humides nouées autour de la tête pour supporter la chaleur écrasante, certains sont en tee-shirt. Des aides-soignantes se substituent aux infirmières pour effectuer les soins courants. Il n'y a plus d'interdit.

Seule compte la satisfaction d'une énorme et soudaine demande de soins. Dès le début de la crise, la directrice générale décrète que les problèmes administratifs seront réglés plus tard. Chapeau ! C'est la bonne ligne à tenir quand certains responsables, figés sur leurs directives, se révèlent incapables de faire déplacer trois appareils ou de transgresser exceptionnellement le code des marchés pour des achats aussi indispensables qu'urgents. Ils ont si peur d'avoir à rendre des comptes par la suite. Il faut en dépenser, de l'énergie, pour faire sauter le verrou administratif !

Un médecin urgentiste, un type formidable que j'ai connu en ces folles journées, m'appelle, un matin, pour que j'autorise les infirmières à outrepasser leurs droits et à prendre en charge certains actes médicaux. Je lui réponds aussitôt : « Le décret de compétences, je m'assieds dessus. Je le prends sur moi : nous ne sommes pas en situation de routine. Chacun doit avoir assez de discernement pour juger de ce qu'il peut faire et doit faire ! Vous viendrez m'apporter des oranges en prison... »

Elles comprennent toutes la situation, ces infirmières que personne ne valorise jamais. Chacun, chacune a l'obligation de faire ce qu'il sait faire. L'heure n'est plus aux finasseries et au pinaillage.

Lors de nos visites nous donnons le droit à l'initiative. Ainsi, les services savent que nous au moins, au siège de l'APHP, nous savons. Les gens se sentent soutenus et reconnus pour l'immense travail qu'ils fournissent. « Tenez bon ! » leur répétons-nous. J'ai pu me rendre compte combien cette énorme capacité d'initiative est précieuse et sous-estimée par ceux qui dénigrent la valeur du travail. Notre société possède d'extraordinaires ressorts, pourvu que l'on fasse confiance aux individus.

Inconscience

Mais quelle inconscience et quelle bêtise aussi parfois ! J'ai droit, par exemple, aux doléances d'un médecin furieux qui n'a pas pu envoyer « sa » malade passer un scanner, parce que les ambulances sont mobilisées par le transport des victimes de la canicule. « Son » scanner n'est pas urgent et la malade, une personne âgée, est plus en sécurité au frais dans sa chambre.

Dans un autre hôpital, l'infirmière cadre se voit obligée de donner le nom des malades pour obtenir de l'eau en bouteille. Elle attrape l'annuaire du téléphone et recopie une liste de noms sur-le-champ. Mais quelle perte de temps !

C'est la peur, comme toujours, qui paralyse les organisations, auxquelles, il est vrai, des comptes sont demandés en permanence. Malheureusement, les règlements ignorent les épisodes caniculaires.

Je pense également à ce médecin qui, nous voyant arriver, vers 23 heures, en profite pour sortir son cahier de doléances des quatre années précédentes. La directrice générale ne le laisse pas finir son propos liminaire : « Écoutez, monsieur, comme je ne vais pas pouvoir régler tout de suite ce que nous n'avons pas pu régler en quatre ans, retournez dans votre service où l'on a certainement plus besoin de vous qu'à cette réunion sur la situation du jour. »

L'improvisation et la transgression ont malgré tout des limites. Même en pareilles circonstances. J'ai suggéré l'occupation des musées, parce qu'ils sont climatisés pour la bonne conservation des œuvres d'art – on ouvre bien les stations de métro, la nuit, lors des grands froids. Non retenu. Les vieillards ont un tort : ils ne peuvent plus crier et ne disposent d'aucune organisation syndicale pour manifester à leur place.

J'accuse...

Oui, les hôpitaux ont bien fait leur boulot. Oui, les personnels soignants ont été fantastiques et les familles l'ont reconnu. Certaines n'en finissaient pas de nous remercier. Car, contrairement à ce qu'ont dit ceux qui étaient loin et qui n'ont rien vu, les familles étaient souvent présentes. Mais tout a basculé si vite. J'ai rencontré une dame venue reconnaître le corps de sa mère qu'elle avait pourtant encore vue vivante, chez elle, la veille au soir.

Je reconnais que le bilan est effrayant. Aurait-on pu éviter une telle hécatombe ? Peut-être. Si on nous avait crus tout de suite. Des personnes âgées sont arrivées aux urgences, mais trop tard parce que leur état de santé était très grave.

Une nuit, au début de l'épidémie, je compte les morts avec le directeur de garde au siège de l'APHP. Terrible. Nous le faisons parce que ceux qui doutent encore de la gravité de la situation nous demandent des preuves... Cela prouve bien que l'odeur de la mort n'est pas encore remontée jusqu'à eux. Nous passons des heures au téléphone pour obtenir des renforts et des moyens. Dans la nuit du 11 août, la directrice générale de l'APHP appelle Matignon, tandis que je téléphone au cabinet du ministre de la Santé pour obtenir l'aide de la zone de défense, respect d'une procédure obligatoire pour utiliser les lits des hôpitaux militaires. Le conseiller de garde le prend de haut : « J'ai besoin d'éléments probants », me répond-il. Aberrant ! Pour avoir été moi-même au cabinet du ministre de la Santé, je sais qu'il faut toujours prévenir le ministre, même pour des choses moins dramatiques que celles-là. Je lui passe la directrice générale qui lui relate sa discussion avec Matignon. Le lendemain, un membre du cabinet condescend finalement à se déplacer dans l'un de nos hôpitaux.

Le ministre, Jean-François Mattéi, est en vacances dans le Midi. Des photos l'ont montré en polo sur fond de terrasse. Lorsque le bilan a été connu, ces images l'ont politiquement tué, comme elles ont discrédité le gouvernement. Je pense pour ma part que les responsabilités dépassaient celles du seul ministre et que Mattéi était mal conseillé et très mal informé.

D'autres responsables sont passés à travers les gouttes. Le maire, notamment, qui est aussi rentré de vacances après la bataille. La Ville de Paris, comme toutes les municipalités, dispose pourtant d'une liste des personnes âgées à qui elle envoie des chocolats à Noël. Il lui aurait suffi de la consulter pour identifier les personnes en danger et aller les voir.

Constatant l'inertie de ceux qui auraient pu débloquer certaines situations, et qui devaient être convaincus qu'il ne s'agissait que d'un problème d'organisation des hôpitaux face à ce coup de feu, je me suis permis d'appeler des responsables sanitaires que je connaissais bien pour leur conseiller de faire au moins un communiqué de presse sur la situation.

C'est ainsi que j'ai eu au bout du fil l'un des dirigeants d'une grande organisation hospitalière :

« Où êtes-vous ?

— À la montagne. Je suis en train de dîner au restaurant. Que se passe-t-il ?

— C'est le bordel, ici. Les gens tombent comme

des mouches et personne ne nous croit. Il faudrait au moins que votre président réagisse... »

Plus tard, il m'a remerciée de l'avoir alerté.

Personne n'a encore pris la mesure du drame. Au journal télévisé de 20 heures, la une est consacrée aux poissons morts et aux élevages de poulets décimés. Seuls quelques journalistes ont pu faire un « sujet ».

Des scènes atroces

Jamais je n'ai imaginé que les urgences de nos hôpitaux puissent être débordées à ce point. Les ambulances défilent, les pompiers sont exténués par ces incessants aller et retour entre les urgences et les immeubles, souvent à moitié désertés. Et, au bout de cette chaîne, le personnel des pompes funèbres ne sait plus où donner de la tête. Pourtant personne ne renonce. Malgré le sentiment d'incompréhension, chacun veut ignorer la fatigue. Pendant ce temps-là, d'autres s'informent de la situation sur leur lieu de vacances, le portable à l'oreille.

Les personnes que l'on dépose chez nous sont souvent quasiment mortes. Impossible de les récupérer, en dépit de tous nos efforts. Dans des salles que nous essayons de refroidir, une trentaine de personnes âgées suffoquent, la bouche ouverte, avec des visages de mort. Ces images insupportables resteront gravées à jamais dans la mémoire de ceux qui ont vu.

Les morts sont tellement nombreux qu'il est impossible de respecter le rituel habituel des obsèques. Nous nous efforçons néanmoins de présenter des corps corrects aux familles. Très rapidement, la place manque dans les morgues. Pour pouvoir être entreposés en plus grand nombre, les corps sont serrés, côte à côte, sur des planches superposées. Un jeune homme qui travaille là, dans des conditions infernales, comme ses collègues, s'est effondré en voyant arriver, un matin, le corps de sa grand-mère.

L'odeur est insoutenable. À force d'être sans cesse ouverts, les réfrigérateurs où s'entassent les cadavres dégagent une odeur pestilentielle. Finalement, nous devons louer des camions réfrigérants, destinés aux denrées alimentaires, pour suppléer à l'insuffisance de places. Ces camions sont cachés au regard des familles et des visiteurs.

Un dîner surréaliste

Vendredi soir, 15 août. Mon mari vient me chercher avec des amis pour me changer les idées et me ramener sur la terre des vivants. Comme le quartier, le restaurant est plutôt branché. Les dîneurs sont nombreux, la terrasse affiche complet. Cette chaude soirée d'été invite à la *dolce vita*. J'ai l'impression d'être ailleurs – en tout cas de venir d'ailleurs. Quand soudain s'élève et se rapproche un bruit sourd de roulement. C'est l'immense peloton des rollers qui, comme chaque vendredi soir, traverse Paris, encadré par des policiers également montés sur roulettes. Ils sont des centaines, des milliers peut-être. C'est la fête.

Une émotion incontrôlable m'envahit alors. Un sentiment d'irréalité aussi. Mon corps, qui pourtant en a vu d'autres, vacille. Deux images se télescopent dans ma tête : la vision de cette insouciance heureuse et bruyante et celle de milliers de vieilles personnes agonisant tout à côté, derrière les murs des hôpitaux, dans l'indifférence quasi générale. Cette joie, les rires, le brouhaha de la terrasse, tout ce chahut, sont tellement déplacés. Je n'en peux plus, je me lève et me dirige vers les toilettes. J'ai envie de fermer les yeux. Et, bien que ce ne soit pas mon genre, dans ce couloir aux murs duquel sont accrochés des portraits de comédiens, je m'effondre en larmes. Victime de ce décalage extraordinaire.

Mon mari, qui a compris, me propose de rentrer à la maison, ce que nous faisons aussitôt. Dans mon lit, les yeux ouverts, je pense aux « poilus » qui, de retour des tranchées pour une permission, débarquaient dans un Paris joyeux. Ils devaient probablement éprouver le même sentiment que moi. On a toujours trouvé bizarre que la plupart d'entre eux veuillent malgré tout retourner au front et retrouver leurs camarades. Je comprends maintenant pourquoi. Pour eux, la réalité, avec ses horreurs, était là-bas. L'arrière n'était qu'une illusion.

Le lendemain, j'appelle ma sœur qui habite au Mexique pour lui demander de me trouver du travail dans son pays, parce que je n'en peux plus d'avoir honte. Elle me répond que c'est pareil là-bas, à cette différence près que tout le monde le dit et que personne n'est dupe.

Déni de réalité

C'est le déni de réalité qui est le plus choquant. Dans les hôpitaux, nous avons le sentiment, comme les pompiers, d'être les seuls à prendre la mesure de ce drame. Et de nous heurter à une volonté, à l'échelon supérieur, de cacher la vérité aux Français. On ne veut pas nous croire ou du moins on fait semblant de ne pas nous croire.

Plus tard, quand la situation se calme, quand les politiques rentrent de vacances, nous assistons à une empoignade médiatique sur les chiffres et le temps de réaction des uns et des autres. Bref, au spectacle minable d'un défaussement général. Vu le nombre impressionnant de morts, chacun s'efforce de dégager sa responsabilité. Finalement, les responsables de la tragédie deviennent ceux et celles qui étaient au charbon.

Pour se disculper, la société française conclut que ces vieillards allaient de toute façon mourir dans les mois suivants. Puisqu'ils ne passeraient pas l'hiver, est-ce si dramatique de les voir partir durant l'été ? On a voulu y voir une sorte de fatalité.

C'est inadmissible. D'abord, parce que les personnes victimes d'hyperthermie n'étaient pas toutes en fin de vie. Ensuite parce qu'il s'agit d'êtres humains, d'hommes et de femmes qui ont travaillé toute leur existence, construit notre pays, défendu notre liberté et participé au financement de notre sécurité sociale. Nous leur sommes collectivement redevables, nous leur devons en particulier le droit d'être soignés et de mourir dans des conditions décentes.

En se défaussant de la sorte, notre pays se dispensait de répondre à une question gênante : puisque personne ne nous croyait, n'y aurait-il pas eu la même absence de réaction en d'autres circonstances, avec des malades moins âgés ?

Les leçons d'un scandale

A-t-on au moins tiré les leçons de cette tragédie ? Je le crois. J'espère en tout cas que ceux qui voient les choses et les vivent en direct seront davantage écoutés à l'avenir. Les médecins répètent que rien ne remplace la clinique, c'est-à-dire le toucher et l'écoute. Les examens, si pointus soient-ils, ne suffisent pas à déterminer le meilleur traitement, celui qui est parfaitement adapté à tel ou tel cas. Pour le bon fonctionnement du système de soins, c'est pareil : rien ne remplace le regard ou le témoignage de celui ou celle qui est à pied d'œuvre.

Oui, je pense que les leçons des événements d'août 2003 ont été comprises. Sinon, ce serait à désespérer de l'humanité. Il faut en finir avec cette exigence systématique de preuves imposée par une bureaucratie omnipotente et productrice de règlements autoprotecteurs. Quand le système est incapable de faire confiance sans statistiques prétendument probantes, il ne peut plus réagir à un accident aussi exceptionnel que celui qui s'est produit cet été-là. C'est de l'absurdité du système qu'est né le scandale. Quant aux politiques, ils ont fait l'erreur de faire confiance à la bureaucratie au lieu de se déplacer pour constater sur place ou s'informer auprès des personnes qui vivaient le drame.

Chacun a essayé de se rassurer en pensant que ce coup de chaleur était une affaire de deux ou trois jours et que cela ne méritait pas la mise en place d'un plan d'urgence de grande ampleur. Admettons que cela ait été le cas, qu'il n'y ait eu « que » mille morts de plus, ne valait-il pas mieux être exagérément vigilant qu'indifférent à ce point ? Ce n'aurait pas été le premier plan d'urgence décrété pour rien.

Rappelons-nous le fameux « bug » de l'an 2000. Que de précautions prises, que d'argent et d'énergie dépensés pour prévenir un phénomène totalement surestimé ! En revanche, c'est une tempête sans précédent en France qui nous a surpris quelques jours plus tôt, comme un rappel adressé par la nature à une société aveuglée par ses technologies sophistiquées et ses certitudes scientifiques. On a le sentiment que nos sociétés, désormais obsédées par le respect du principe de précaution, se préparent à outrance à des événements qu'elles tiennent pour prévisibles, voire pour probables, mais qu'elles ne sont guère mieux préparées qu'avant à faire face à l'imprévu.

Je ne compte plus les réunions consacrées dans notre institution aux conséquences d'une éventuelle inondation de Paris. Rien ne nous a été épargné de l'historique des inondations de la Seine depuis Henri IV. Un jour, j'ai quitté la réunion en demandant aux intervenants de m'appeler lorsqu'ils aborderaient 1982. Entre-temps, j'allais m'acheter des palmes et un tuba !

La vie continue

Après le 20 août, la situation s'améliore, les urgences retrouvent un rythme d'activité tendu mais normal. Comment l'hôpital va-t-il survivre à ce coup dur ? Pas question de fermer la boutique et de prendre quelques jours de repos. Car nous devons faire face à la fin des vacances. Comment tenir ? Il nous faut des troupes fraîches. Or beaucoup d'infirmières et d'aides-soignantes ont écourté leurs congés – elles ont d'ailleurs reçu pour cela une prime dérisoire en regard de leur dévouement.

Bref, notre souci général, après ce combat désespéré contre la mort, est d'assurer la suite. L'héroïsme est praticable pendant quinze jours, mais l'hôpital réclame une disponibilité permanente trois cent soixante-cinq jours par an. On ne lui pardonnera pas de manquer à ses devoirs et de ne pas être en ordre de marche à la rentrée. D'autant que certains hauts responsables, quelque peu défaillants en août, auront vite fait, une fois descendus de leur planche à voile, de détourner vers nous l'attention d'une opinion et de médias qui commencent à poser des questions sur les responsabilités respectives dans ce drame.

Comme d'habitude et comme s'il ne s'était rien passé, les hôpitaux, les médecins, les infirmières, les aides-soignantes et les services administratifs répondront présent dans les jours et les semaines qui suivront.

La passion de l'hôpital

J'aime l'hôpital. Et cela dure depuis trente-huit ans.

J'avais dix-huit ans, j'étais élève infirmière et le blanc m'allait bien. L'hôpital m'a tout de suite plu. Lui et moi, nous nous sommes trouvés très vite et nous n'avons pas fini de nous aimer. Mieux je l'ai compris, plus je l'ai adoré.

À l'époque, les hôpitaux étaient pour la plupart vétustes, avec des salles communes et une insupportable promiscuité entre les malades. Parmi les jeunes élèves infirmières, certaines ne supportaient pas l'ambiance morbide qui y régnait, et tombaient dans les pommes. Moi, au contraire, je m'y sentais bien. J'aimais cette odeur caractéristique, les regards que l'on croisait, la manière directe dont les gens s'exprimaient. L'uniforme me protégeait-il ? Peut-être. En tout cas, j'étais dans mon élément. Cette impression ne m'a jamais quittée.

Cela peut sembler déplacé d'aimer un endroit où personne n'a envie de séjourner et où personne ne se rend de son plein gré. Lorsqu'une femme décide de mettre un enfant au monde – le plus beau projet qui soit –, elle ne commence pas par s'imaginer dans une chambre d'hôpital. Bref, c'est un endroit auquel chacun évite de penser et dont on préfère même ne pas prononcer le nom.

Mais l'hôpital m'a faite telle que je suis aujourd'hui. Je lui dois beaucoup.

Les rescapées

Je ne prétends pas qu'il soit formidable en soi, mais je sais que son univers est tellement humain, tellement en phase avec la vie qu'il est capable de remplir toute une existence.

Beaucoup d'infirmières n'y restent pourtant que quelques années. Elles s'en vont lassées, épuisées parfois, ou désireuses de consacrer davantage de temps à leur famille. L'hôpital n'est pas fait pour elles. C'est d'elles qu'émanent souvent les critiques que l'on entend. Elles sont parties, parce qu'elles n'y ont pas trouvé ce qu'elles attendaient ou parce qu'elles ne se sentaient plus capables d'affronter certaines réalités.

Les autres, celles qui ont une longue carrière derrière elles, je les appelle les « rescapées de l'hôpital ». Celles-là ont l'hôpital chevillé au corps. Entre elles et lui, c'est quasiment « à la vie à la mort ». Il a accompagné la jeune fille, la jeune femme, la maman que j'ai été et maintenant la grand-mère que je suis devenue. Avec le recul, je constate que tous les changements dans l'exercice de mon métier ont correspondu à des changements dans ma vie personnelle et familiale. À vingt-six ans, lorsque j'étais une toute jeune maman, je travaillais dans un service de reins artificiels avec des malades chroniques et des malades en crise aiguë. L'équipe soignante était vraiment formidable. Je m'y étais fait beaucoup d'amis, y compris parmi les proches des malades chroniques qui finissaient par partager la même vie que nous. Et pourtant, peu après que mon fils est tombé malade, j'ai demandé à quitter ce service. La nuit, je rêvais que mon petit garçon occupait l'un des lits de l'unité de soins. Je n'en pouvais plus de ces cauchemars. Il fallait que je parte. Ma vie personnelle et ma vie professionnelle se confondaient soudain.

La réanimation m'a accueillie et m'a passionnée d'emblée. À première vue, ce service ne paraît pas plus apaisant et pourtant c'est totalement différent, parce que les malades ne font qu'y passer. Les infirmières n'ont pas le temps de les connaître vraiment. Soit ils sont rapidement transférés dans un autre service parce qu'ils sont tirés d'affaire, soit ils sont « emballés » et dirigés vers la morgue de l'hôpital, parce qu'il était trop tard. Les infirmières s'identifient moins à eux. Elles font peut-être mieux la part des choses.

Je me souviendrai toujours de cette jeune femme qu'une clinique avait transférée en urgence. À son arrivée, elle n'allait pas bien du tout. Quelque chose avait dû mal se passer lors de son accouchement. Malgré tous nos efforts, nous n'avons pas pu la sauver. Cela fut pour moi un choc énorme. Sa mort m'a poursuivie longtemps, car je pense avoir eu ma responsabilité dans la succession des gestes qui ont échoué à la maintenir en vie. À cette époque, j'étais infirmière cadre en responsabilité de l'organisation de l'équipe soignante et des relations avec les autres services. Je n'ai pas réussi à obtenir dans un délai assez court les résultats des analyses biologiques qui auraient éclairé les médecins et peut-être permis de mieux adapter les gestes et les traitements. Oui, je pense que ce jour-là j'ai mal fait.

J'en ai souffert. J'ai été obligée d'aller chercher à l'extérieur de l'hôpital une écoute pour arriver à rester infirmière, pour croire encore en mon métier et me persuader que je n'étais pas dangereuse. Face à mon sentiment de culpabilité, des malades, des collègues ont tenté de me rassurer. On me soutenait, c'est vrai, mais moi je ne voulais être ni soutenue ni dédouanée. Je souhaitais que l'on m'explique comment ne pas refaire mal et comment veiller à ce qu'une telle situation ne se reproduise jamais.

Notre souffrance à nous, infirmières, venait moins, en ce temps-là, de nos éventuelles erreurs que de l'impossibilité dans laquelle nous étions de pouvoir dire ce que nous avions mal fait. J'ai voulu que cela change. Que chacun et chacune puisse être rappelé à l'ordre et mis devant sa faute. Qu'à la place du silence, de l'omerta, il y ait une franche explication. Un « debriefing », comme on dit maintenant. J'ai compris, ce jour-là, ce que devait être la profession d'infirmière, et j'ai pris la décision de devenir infirmière générale.

Aujourd'hui, en tant que responsable du service infirmier dans les trente-huit hôpitaux de l'Assistance publique de Paris, je suis toujours confrontée – bien qu'indirectement cette fois – à des situations de cette nature. Nous avons encore des erreurs, des incidents et des catastrophes. Mais nous le reconnaissons. Nous ne les cachons plus. Les médecins et les infirmières en parlent pour comprendre ce qui s'est passé et en tirer les conséquences. « Couvrir » quelqu'un ne résout rien. Personne ne peut nettoyer la mémoire d'un autre. Malheureusement, nous avons tous et toutes nos cimetières.

Prise par son travail, une infirmière n'a guère le temps de voir ce qui se passe hors de son unité de soins. Et d'ailleurs personne ne l'y invite. Moi, je voulais absolument savoir comment marchait le système. En prenant la responsabilité d'une équipe d'infirmières, je me suis véritablement épanouie. J'avais une influence réelle sur le fonctionnement du service, puis, une fois devenue infirmière générale, sur celui de l'hôpital.

Derrière sa façade et la partie montrée aux patients, l'hôpital est une gigantesque machine. C'est une véritable entreprise. Et un hôtel-restaurant. Le matériel à commander et à stocker, les repas à servir, le linge, la formation des équipes, la gestion des lits : tout cela exige une énorme organisation. Cette activité souterraine doit s'exercer au service exclusif des malades et des unités de soins.

Malheureusement, l'efficacité de la machine laisse souvent à désirer. L'administration aurait tout à gagner à prendre l'avis des infirmières mais aussi des médecins, qui ont une longue pratique de l'hôpital et qui connaissent les besoins de la clientèle. Non, un hôpital ne peut être administré seulement depuis un bureau du premier étage. Rien ne vaut l'expérience acquise auprès des malades pour avoir une idée claire des améliorations à apporter à son organisation.

Qui mieux que les infirmières peut juger de la fonctionnalité des locaux ? Elles ne veulent plus être priées de s'adapter aux choix faits par d'autres. Chacun conviendra qu'elles sont très bien placées pour apprécier les qualités et les défauts du matériel.

Le lit, par exemple. C'est le premier instrument de l'hôpital, n'en déplaise aux férus de technologie. Dans n'importe quel hôtel correct, les lits et les matelas sont changés régulièrement. Nous, pour avoir des lits, c'est toute une affaire. C'est presque comme si nous demandions des avions de combat ! Or c'est le matériel le plus basique que le malade appréciera très vite, avant les respirateurs, les IRM, les scanners et tout le reste... Nous avons fini par avoir des lits réglables à hauteur variable, plus confortables pour les infirmières qui font les soins, mais aussi pour les malades qui ne sont plus obligés de demander à une aide-soignante de les remonter. Tout le monde y a gagné. Je me souviens du temps où nous devions tantôt remonter, tantôt baisser les lits. Avec les lits à double cassure, l'une pour la tête, l'autre pour les jambes, les infirmières ne doivent plus se mettre à deux pour redresser un malade. Un, deux, hop ! Qu'est-ce qu'on a pu avoir comme fous rires parfois quand on s'écroulait sur le lit, emportées par le poids ou l'élan !

Aujourd'hui, les infirmières veulent être consultées et impliquées. Il ne leur est pas indifférent de savoir combien ça coûte. Ou quelle est la proportion d'administratifs et de techniciens dans leur établissement. L'hôpital n'est pas au service de son personnel administratif. Sa vocation est de servir les malades et d'assurer les meilleures conditions de travail à ceux et celles qui les soignent. C'est élémentaire.

Ce discours commence à passer. D'abord parce que, peu à peu, des infirmières qui avaient une longue expérience des unités de soins ont été intégrées dans les équipes de direction. Non sans mal.

Je me suis beaucoup battue pour qu'il en soit ainsi. Il est enfin admis que la bonne marche de l'hôpital passe par la mise en commun de toutes les compétences, mais on ne prend pas toujours le temps de le faire. Nos hôpitaux étaient administrés, ils commencent seulement à être managés.

C'est parce que j'ai vécu de près cette mutation, dans laquelle je me suis totalement impliquée, c'est parce que je n'ai jamais hésité à « ouvrir ma gueule », et c'est parce que j'en connais tous les services, tous les rouages, toutes les coulisses que j'ai la passion de l'hôpital. Je l'aime tout entier.

Salles communes

Je l'ai même aimé à l'époque où les conditions de vie n'y étaient pas tolérables. C'était le temps des salles communes. Trente-cinq malades par salle ! Il était impossible d'isoler quelqu'un dans une chambre. Les mourants et les morts demeuraient parmi les autres. Quand c'était fini, nous dressions un paravent autour du lit. La première chose que voyaient les infirmières de nuit, en prenant leur service, c'était cet immense paravent au milieu de la salle. Cela créait une de ces ambiances... Les autres malades devaient s'y faire.

Je n'oublierai jamais la souffrance de cette dame encore jeune – environ trente-cinq ans – qui était en train de mourir d'une hépatite virale. Elle avait des mélénas. Ce sont des diarrhées sanguinolentes. Cela sentait très mauvais, mais elle ne pouvait les retenir. Elle répétait tout le temps en s'adressant à ses voisines : « Excusez-moi, excusez-moi. » Cette femme s'excusait de mourir, parce que l'odeur se répandait dans toute la salle commune. C'était à la fois pathétique et scandaleux.

Les salles communes reflétaient la manière dont les malades étaient considérés par le corps médical. Comme des cobayes, condamnés au silence, plus que comme des êtres humains. Comment ceux qui ont connu l'hôpital il y a trente ans peuvent-ils avoir oublié ces horreurs ? Non, nous n'avons pas le droit de critiquer l'hôpital actuel lorsqu'on sait d'où il vient.

Aujourd'hui, grâce aux chambres individuelles, les mourants sont isolés. Pas pour les cacher, mais pour permettre aux autres de vivre. Quand elle le peut, la famille est aussi présente, physiquement et moralement, auprès de ceux qui s'en vont. L'hôpital ne vole plus la mort des malades à leurs proches.

Autrefois, les infirmières faisaient tout : porter les repas, participer à la vaisselle, faire la toilette des malades, jeter les crachoirs et vider les éprouvettes en verre remplies de crachats, vider et nettoyer les bocaux d'urine le matin, avant le petit déjeuner. Comme il fallait garder les urines pendant vingt-quatre heures pour faire des prélèvements, imaginez l'odeur quand nous soulevions le couvercle en carton. Ces tâches reviennent désormais aux aides-soignantes secourues aujourd'hui par tout le matériel à usage unique et jetable.

Cette fois-là, l'une de nos salles communes fut le théâtre d'une visite à l'ancienne conduite par un cher professeur entouré de toute sa cour. Avant la visite, nous avions été priées de refaire tous les lits. J'étais débutante, mais c'était déjà ma spécialité. Clac, clac, clac, je les faisais très vite. Au carré. Impeccable ! Certains malades avaient eu du mal à s'endormir, mais qu'importe, ils avaient été réveillés très tôt pour que nous puissions changer leurs draps. Tout était prêt, une trentaine de personnes entrèrent et allèrent de lit en lit, sans dire bonjour aux malades ramenés au rang d'objets de curiosité médicale. Le cortège déambulait dans la salle. Le grand patron se pavanait au milieu des plus jeunes. L'un des accompagnateurs décrivait en termes savants le mal dont chacun souffrait. Les malades n'y comprenaient rien. Certains d'entre eux, assis dans leur lit, nous adressaient un clin d'œil complice. Un spectacle surréaliste.

Soudain, à deux mètres du groupe, une malade a annoncé triomphalement : « Mademoiselle, mademoiselle, j'ai fini ! » Elle venait de déféquer dans son bassin, à son grand soulagement. Une collègue, gênée, m'a dit alors : « Mon Dieu, Michelle, comment va-t-on faire pour aller prendre le bassin ? » Et moi : « C'est ta malade, non ? Puisque c'est toi qui as mis le bassin, c'est toi qui vas le chercher. » Elle était complètement affolée. Comme elle n'osait pas perturber nos visiteurs, j'y suis allée. En ce temps-là, une fois le bassin retiré, nous mettions un papier journal dessus et nous devions ensuite traverser toute la salle commune ainsi. Je me suis donc emparée du bassin, j'ai essuyé la dame, j'ai délicatement posé comme toujours un papier journal sur le bassin et, plutôt que de faire tout le tour de la salle, j'ai fendu le groupe en lançant des « Pardon, pardon, excusez-moi ! » Ils se sont tous écartés. C'était une haie d'honneur qu'ils me faisaient !

Non, je n'ai pas fait ça par esprit de provocation. Mais j'avais appris à l'école, dont je venais tout juste d'être diplômée, que rien n'est pire pour un malade que d'avoir, en plus du reste, des soucis intestinaux ou urinaires. Un malade hospitalisé au service des reins artificiels me disait souvent : « Comme c'est agréable de pisser ! Les gens ne se rendent pas compte de la chance qu'ils ont de pouvoir se soulager. »

Oui, c'est ça la vie : satisfaire d'abord ses besoins naturels. J'ai toujours refusé de me sentir gênée face aux malades dans ces situations-là, parce que la base de notre métier d'infirmière, c'est le soin à la personne.

Comment y arrive-t-on ? Je pense que le fait d'être en blanc m'a transformée. Comme la plupart des infirmières probablement. Je le crois vraiment, car j'ai prononcé des mots à l'hôpital que jamais je n'aurais dit dans la vie courante. J'ai mis les mains à des endroits insoupçonnés et fait des gestes que jamais je n'aurais imaginé être capable d'accomplir.

Dans de sales draps

Au-delà des salles communes, c'est tout l'hôpital qui s'est transformé. Les conditions d'hygiène sont incomparables. Autrefois, lorsque le soir nous allumions la lumière dans l'office alimentaire du service, des centaines de cafards filaient sous les placards. Dans nos vestiaires, au sous-sol, nous tapions dans les mains en arrivant pour faire fuir les rats !

À l'époque, lorsqu'il nous manquait des draps la nuit, nous échangions entre équipes nos draps sales contre des propres et nous transmettions ainsi nos germes dans le service d'à côté. Il a fallu des années pour que les infirmières aient le droit d'aller chercher des draps propres sans avoir à les échanger.

Et les inventaires ! Comme à l'armée. Nous devions compter les draps, les couverts, les oreillers. Et tout le monde trichait. Tout était faux. Nous nous arrangions entre nous. Et il faut le dire, cela créait une ambiance d'enfer.

J'ai vu des employées de la lingerie compter un à un les draps sales. Elles manipulaient des draps couverts de sang, tachés d'urine, de caca, de vomi. Des draps d'où s'échappait quelquefois une cuiller, une seringue, un dentier, une bague ou que sais-je encore. C'était délirant. Personne n'imagine l'état des draps d'un malade qui souffre dans son lit.

C'était l'époque des « taches propres ». Certains produits, notamment désinfectants, laissent des traces irréparables sur le linge. Même lavés, les draps ne sont pas débarrassés de leurs taches. Ainsi, les lits étaient refaits avec des draps couverts d'auréoles. C'est devenu très rare de nos jours.

Les infections nosocomiales

Aujourd'hui, la sécurité du matériel est tout à fait incomparable. J'ai connu les aiguilles réutilisables. Pour stériliser les seringues, nous les faisions bouillir dans une poissonnière ! Nous débouchions les aiguilles avec des petits mandrins pour enlever le sang qui stagnait à l'intérieur. Et pour les affûter, afin qu'elles pénètrent bien dans la peau des malades, nous les aiguisions sur les joints du carrelage de nos postes de soins. Il ne fallait pas s'étonner dès lors du nombre d'abcès de fesse. Quand l'abcès était crevé, du pus s'en échappait. Personne ne parlait d'infections nosocomiales et pourtant... Officiellement, ces malades ne mouraient pas d'infection déclarée, mais je reste persuadée que bien des infections ont été passées sous silence. Les familles réclamaient moins de comptes que maintenant.

La réputation de l'hôpital laissait à désirer. Les gens n'y venaient que contraints et forcés. Lorsqu'on annonçait à une personne âgée qu'on allait l'emmener à l'hôpital, elle se débattait, parce qu'elle était persuadée que la mort l'attendait. Je me souviens d'une vieille dame que j'avais croisée dans un ascenseur. Elle était portée par deux ambulanciers privés et elle criait : « Non, pas à Draveil, non pas à Draveil ! » Draveil était un hôpital où l'on « plaçait » les personnes âgées sans autre forme de procès. Il avait la réputation d'être un mouroir. Tout a changé. Depuis leur rénovation et la suppression des salles communes, les gens choisissent l'hôpital parce qu'ils savent qu'ils y seront bien soignés.

Cliniques : mythe et réalité

À vingt ans, j'avais une énergie folle. Je faisais des gardes de nuit dans une clinique privée après mon travail à l'hôpital. C'était tout à fait interdit, mais j'avais besoin de sous. Dans cette clinique, qui avait pourtant une bonne réputation, les infirmières ne se bousculaient pas. Le service hôtelier était sans doute supérieur à celui de l'hôpital. Toutefois il valait mieux pour les malades ne pas présenter trop de complications. Surtout la nuit. Le souci principal de la direction était de satisfaire à l'image de marque et d'avoir un bon chiffre d'affaires.

Une nuit, j'ai surpris tout à fait par hasard une conversation entre le chirurgien et l'anesthésiste. « Il faudrait que l'infirmière de nuit surveille en particulier Mme Blanc que j'ai opérée ce matin, a dit le premier. Ça ne s'est pas bien passé. On a eu quelques pépins et je suis un peu inquiet, tu comprends. » Pourtant quand je suis arrivée, le soir, à la clinique personne ne m'a recommandé de surveiller cette dame. Heureusement que je l'ai eue à l'œil, parce que ça a été le branle-bas de combat durant la nuit. Elle a été sauvée *in extremis.* J'étais toute seule et il n'y avait pas de médecin de garde sur place. C'est dire combien l'organisation laissait à désirer.

La réputation médicale des cliniques était alors basée sur le bouche-à-oreille des patients et les réseaux médicaux. En matière de soins et de matériel, la comparaison penchait nettement en faveur de l'hôpital. À la clinique, il fallait, par exemple, faire plusieurs pansements à plusieurs malades avec un seul paquet de compresses, alors que dans les hôpitaux on ne transportait pas les compresses de malade à malade. Tant pour ce qui concerne le matériel, les équipements que les méthodes d'investigation médicale, un bond extraordinaire a été accompli en trente ans. Certes la technologie donne à la médecine un visage moins humain, mais elle permet en contrepartie de réduire la marge d'erreur, ce dont on ne peut que se féliciter.

Quand vient la nuit

J'ai adoré la nuit. J'aime l'idée que l'hôpital ne s'arrête jamais. Que, si nous en avions les capacités physiques, nous pourrions y travailler sans fin. Sans jamais nous y ennuyer.

Au début de ma carrière, pourtant, j'ai travaillé de nuit contrainte et forcée. Personne ne nous demandait notre avis avant de nous attribuer un service. Pour moi, c'était l'horreur. J'ai eu peur, très peur même. En chirurgie, où je travaillais, la consigne était de protéger le repos des malades. Toutes les lumières étaient éteintes. Les infirmières veillaient sur des salles communes plongées dans l'obscurité. Le dos tourné au grand couloir tout noir, je me sentais comme une sentinelle dans la nuit. Je me déplaçais à la lampe de poche afin de déranger le moins possible les malades qui dormaient ou tentaient de dormir.

Les chambres individuelles ou à deux lits ont tout changé. La peur n'a pas totalement disparu pour autant. Quand je passe dans les services, la nuit, les jeunes infirmières me disent souvent qu'elles s'enferment avec des moyens de fortune dans leurs unités de soins, malgré les consignes des pompiers de tout laisser ouvert en cas de feu.

Ce n'est pas l'intérieur de l'hôpital qui angoisse, c'est l'extérieur. La peur vient du sentiment, réel, de se trouver dans un lieu ouvert au milieu d'une ville endormie. Pour tout le monde, il est évident que l'hôpital est ouvert vingt-quatre heures sur vingt-quatre. Cela procure à ceux qui y sont la nuit un sentiment de vulnérabilité.

Devenue cadre infirmier, j'ai beaucoup travaillé la nuit. C'est alors que j'ai vraiment apprécié ces moments rares. D'abord parce que tous ceux qui ne servent à rien ne sont pas là ! La nuit, il n'y a pas une personne de trop dans les services. De surcroît, les défauts dans l'organisation apparaissent inévitablement, alors que le jour il y a toujours quelqu'un pour compenser une déficience ou réparer une erreur. La nuit, les infirmières et les aides-soignantes doivent se débrouiller pour gérer tous les problèmes. Il faut vraiment des circonstances exceptionnelles pour qu'elles dérangent l'administrateur de garde, même s'il est logé dans l'hôpital pour être au service permanent de celui-ci.

Se débrouiller, c'est aussi pratiquer l'entraide. Entre services, cela crée des liens. La nuit, les infirmières comptent beaucoup sur la solidarité. Elles apprennent à se connaître. Il se passe quelque chose de particulier, parfois de magique, pendant ces heures-là. Cela commence quand le soleil est couché et que les autres sont partis. On a alors le sentiment d'avoir l'hôpital pour soi.

C'est la nuit, lorsque rien ne nous appelait, que nous avions nos plus franches parties de rigolade. Nous nous réunissions quelquefois dans le grand couloir qui desservait les différentes salles pour organiser des courses en fauteuil roulant. Ou des concours de suppositoires à la glycérine. Le jeu consistait, après avoir chauffé le suppositoire dans la main, à le lancer le plus haut possible sur le mur. Ensuite, chacune de nous encourageait son suppositoire à descendre le plus vite possible en tournant sur lui-même tout en restant collé au mur. Ce jeu ne coûtait pas cher et ne faisait pas de bruit. Si quelqu'un arrivait, il ne remarquait même pas nos suppositoires qui poursuivaient leur course. Ces petites bêtes étaient même réutilisables !

Trop coûteux ?

L'hôpital est-il trop coûteux comme le prétendent ceux qui le tiennent pour principal responsable du déficit abyssal du régime d'assurance maladie ? Avant de porter un jugement définitif, je les invite cependant à passer quelques jours et quelques nuits dans nos différentes unités de soins. Il me semble inconcevable que l'on fixe par avance les sommes qui lui seront consacrées. Cela obligerait très vite l'hôpital à renoncer à certains actes, à certaines missions, à certaines innovations technologiques et à certaines recherches.

En revanche, il est vrai que l'hôpital n'utilise pas toujours à bon escient les moyens dont il dispose. Que des pratiques et des habitudes méritent d'être revues et corrigées est une évidence. Il y a un tri à effectuer dans les budgets et des commandes de matériel à rationaliser. Ce qui est en cause, ce n'est pas l'argent donné à l'hôpital, mais l'usage qui en est fait. N'oublions jamais qu'un hôpital ou une clinique est une entreprise de services intellectuels et manuels, équipée de surcroît de nombreux appareils très onéreux.

L'expérience m'a convaincue que l'hôpital n'est pas trop coûteux au regard de tous les cas individuels qu'il traite avec succès. Qui osera remettre en question une greffe du cœur au prétexte que la facture est élevée ? J'ai entendu ma fille s'exclamer, après un accouchement difficile qui lui aurait sans doute été fatal il y a vingt ans : « Merci à tous et vive le trou de la Sécu ! » Il faut être conscient que soigner correctement quelqu'un exige beaucoup de temps de la part de professionnels de santé dont les heures valent cher.

En tant que citoyenne, je suis prête à mettre encore plus d'argent dans l'hôpital. Parce que j'ai vu comment il a sauvé des vies et en particulier celles de personnes qui n'avaient pas du tout l'âge de mourir.

Un concentré d'humanité

L'hôpital est à la fois un monde à part et un concentré d'humanité. Son caractère exceptionnel tient au fait qu'il accueille toute la société et qu'il reçoit la vie dans tous ses états. Les drames de l'existence, les accidents, tous les problèmes humains, l'hôpital les côtoie quotidiennement.

Le service des urgences en particulier est un réceptacle des malheurs des hommes. Tout le monde est traité de la même façon. Sans aucune discrimination. Dans nos sociétés de plus en plus cloisonnées socialement, peu d'endroits pratiquent un tel brassage. La seule distinction qui est faite entre les personnes que l'on conduit aux urgences relève de la gravité de leur mal ou de leurs blessures. Le premier travail des médecins urgentistes et des infirmières est de faire le tri entre les demandes. Il va de soi que ce n'est pas facile, excepté en cas de risque vital.

Des choix

Les arrivants sont traités de la même façon, mais sont-ils considérés de manière identique ? Je veux croire que oui, même si je ne suis pas sûre que ce soit toujours vrai. Entre les cas graves et les autres, le choix est vite fait. Mais lorsqu'il n'y a pas vraiment d'urgence ?

La femme de l'ambassadeur ne passera pas avant les autres. Le rang social importe peu. L'âge peut-être ? C'est parfois une question d'efficacité. En prenant d'abord en charge un patient plus jeune, on gagnera du temps pour les autres. Il arrive aussi que l'attitude des malades soit déterminante. Certains abusent du temps du personnel soignant ou sont très agressifs sans raison. Les infirmières sont amenées à faire un choix. Comme la plupart des femmes, elles peuvent être touchées par certains cas particuliers. Oui, et c'est normal, certaines réactions sont parfois plus humaines que professionnelles. Un hôpital n'est pas une usine.

La règle générale reste malgré tout l'efficacité. Un jour, est arrivé aux urgences un homme d'une cinquantaine d'années dont l'aorte était en train de se rompre. Il passait son permis bateau sur la Seine. Il était médecin, il avait probablement fait son propre diagnostic, car il nous regardait dans les yeux, en passant de l'un à l'autre, et en répétant d'une voix très faible : « Vite, vite ! »

Le médecin réanimateur est arrivé. Il nous a écartées avant de lui prendre la main. « Ne vous inquiétez pas, monsieur. Tout est prêt. La pompe est là. Ils sont en train de s'habiller en salle d'opération. Je vais vous endormir ici et nous allons immédiatement vous opérer », lui a-t-il dit pour le rassurer. Puis, il s'est tourné vers nous pour nous indiquer qu'il allait lui administrer un calmant. Le malade attendait, réconforté, il ne s'est même pas aperçu de l'agitation qui régnait autour de lui, parce qu'en réalité il fallait encore réunir une équipe pour l'opérer. C'était de toute façon trop tard. Il est mort avant l'intervention.

Une autre fois, la réanimation était en folie. Nous avions deux hémorragies digestives dont celle d'un jeune homme qui saignait énormément, ainsi que de nombreux malades aux pathologies compliquées. Vers 20 heures, on nous a annoncé que nous allions recevoir un malade qu'une ambulance remontait de la Côte d'Azur. Il est finalement arrivé vers 2 heures du matin. Je n'oublierai jamais le visage défait de l'ambulancière qui l'accompagnait. Elle avait l'air totalement désemparée. En deux mots, elle m'a présenté son patient. Je lui ai confirmé qu'il était bien attendu et lui ai demandé des nouvelles de son état. Elle ne m'a pas répondu et a baissé les yeux. Effectivement, le malade semblait mal en point. J'ai couru chercher le réanimateur qui était aux prises avec un cas extrêmement grave. Je lui ai fait part de mon inquiétude en l'accompagnant jusqu'à notre homme. Le médecin a levé le drap et dit sans hésiter : « Mais cet homme est mort ! » Et aussi sec il a recouvert son visage, tourné le dos et s'est dirigé vers l'unité où il était en train de travailler, laissant plantée là l'ambulancière complètement livide. J'ai redécouvert le visage de l'homme et j'ai rabattu à nouveau le drap jusqu'aux épaules. Je l'ai regardé attentivement. Il était à l'agonie, mais il n'avait pas rendu son dernier souffle.

Il était arrivé en réanimation pour ses derniers instants. Je suis persuadée que l'ambulancière le savait aussi. La famille avait souhaité le ramener à Paris alors qu'il était dans un état désespéré, afin qu'il puisse être déclaré mort chez lui et enterré près des siens. Tout simplement parce qu'on ne transporte pas un cercueil comme une valise. Il faut, en effet, de nombreuses autorisations pour traverser chaque département. À l'hôpital, nous appelons cela des « départs *in extremis* ».

Qu'avons-nous fait ensuite ? Le mourant est resté sur le chariot de l'ambulance jusqu'à ce qu'une infirmière constate qu'il n'avait plus de tension, plus de pouls, plus aucun signe de vie. Ensuite nous l'avons transféré directement du chariot sur lequel il avait voyagé vers la « Mercedes ». C'est ainsi que nous appelions le brancard spécial, moins confortable que celui qui sert à déplacer les malades, destiné à transporter les morts jusqu'à la morgue de l'hôpital. Pourquoi Mercedes ? Parce qu'il est le seul brancard à disposer d'une capote. Cela permet de traverser l'hôpital de manière, sinon discrète, du moins pudique. On épargne ainsi aux autres malades et aux visiteurs le spectacle d'un corps entièrement enveloppé dans un drap, ficelé au cou et aux chevilles. Bien entendu, la capote relevée ne trompe personne...

En somme, face à plusieurs urgences, le médecin a fait un choix rapide. La priorité allait de toute évidence au jeune homme que l'on venait de ramener de la salle d'opération dans un état jugé critique.

Un lieu de vérité

Échantillon de la société, l'hôpital est également un lieu de vérité. Chacun s'y révèle. Les infirmières aussi. Comme dans beaucoup d'autres endroits, on y trouve de la cordialité, de la joie, des peines bien sûr, mais on rencontre d'abord et surtout de l'humain. On n'y échange pas que des paroles ou des notes. L'humain, c'est du toucher. C'est respecter à ce point l'autre que, quelle que soit la situation où on va le mettre, où il sera obligé de se mettre, on va continuer à le respecter.

Je place l'humain au-dessus de la science, car c'est la qualité essentielle de l'hôpital. Il est vrai que les techniques se sont beaucoup améliorées, qu'il nous faut suivre, comprendre, nous adapter. Les infirmières d'aujourd'hui ont été formées en conséquence. Mais la pratique de l'humain est restée la même.

Personne n'a découvert la machine permettant de faire la toilette d'un malade. Il n'y a pas encore de version humaine du *car wash* ! On nous a certes donné de nouveaux matériels, on a amélioré le confort des malades et les conditions d'exercice des soins, mais avoir la diarrhée, être constipé, ça reste humain et ça ne se dit pas facilement, même si ça se voit quelquefois sur le visage des gens. Avoir mal, avoir peur, se raccrocher à une infirmière pour se rassurer, craindre de mourir, c'est humain, non ?

Fondamentalement, rien n'a changé. Les infirmières disent : « Nous avons besoin de temps pour prendre le temps. » Pour bien répondre aux besoins des malades ou aux demandes d'une famille, il est parfois nécessaire, oui, de perdre son temps selon les critères des spécialistes en organisation. C'est cette humanité qui est à l'origine de ma passion pour l'hôpital. J'y ai rencontré des gens merveilleux, mais aussi des personnes que je n'aurais jamais croisées dans la vie de tous les jours, des personnes quelquefois venues du bout du monde.

Il y avait, en ce temps-là, une liberté d'expression qui n'existait nulle part ailleurs. Nous parlions de tout sans pudeur. C'est à l'hôpital que j'ai appris à prononcer des mots qui effrayaient parfois mon père ! C'est là aussi que j'ai gagné cette joie de vivre que rien n'a pu m'enlever. Je le répète sans cesse à mes jeunes collègues : mieux vaut être infirmière que malade ! Quand on a vu tout ce que j'ai vu, quand on a fait tout ce que j'ai été amenée à faire, on a un devoir de joie de vivre.

Un soir, pendant les grèves de transport de 1995, j'ai pris en voiture boulevard Sébastopol un homme qui s'est étonné : « Tiens, c'est déjà une infirmière qui m'a embarqué ce matin ! » C'était un Africain, très grand, costaud qui m'a dit : « C'est drôle, vous n'avez pas peur. » Nous avons tellement l'habitude de côtoyer la diversité humaine que nous n'avons plus peur de personne. Nous avons touché tant de gens... Nous avons vu des hommes et des femmes dans des conditions où il n'y avait normalement aucune raison que nous les voyions. Lorsqu'une infirmière a mis un suppositoire à un homme plus âgé qu'elle, un homme qui venait d'être opéré, qui souffrait et qu'elle avait pourtant connu debout, en costume cravate, l'être humain est devenu son quotidien.

À l'hôpital, chacun se voit et voit l'autre tel qu'il est. C'est un miroir impitoyable.

Quels progrès !

L'hôpital a évolué également dans sa manière de considérer les malades. Dans le temps, quand il y avait des plaintes, notamment des familles, tout le monde s'en fichait. Les réprimandes étaient rares. La notion de « droits des malades » n'existait pas. C'étaient plutôt les malades qui étaient au service de l'hôpital. Aujourd'hui, les médecins et les infirmières font davantage attention. Conséquence : chacun prend moins de risques, le personnel soignant a tendance à se mettre plus en retrait.

La réponse de ce chef de clinique à une dame qui lui faisait ses doléances n'est plus concevable de nos jours. C'était il y a vingt ans. Je l'ai entendu lui dire exactement ceci : « Si vous n'êtes pas contente, madame, vous n'avez qu'à prendre un taxi. Ici ce sont les transports en commun. » Je songe aussi à cette femme qui avait une grossesse extra-utérine. Il fallait intervenir. En attendant, nous prenions sa tension toutes les dix minutes. Comme le chirurgien chargé de l'opérer tardait à arriver, je suis montée le chercher dans la salle de réunion où il était en train de regarder et de commenter avec d'autres des dossiers médicaux. Je le connaissais bien – il avait encore beaucoup de progrès à faire de mon point de vue et d'ailleurs il en a fait beaucoup depuis. J'ai ouvert la porte et lancé :

« La grossesse extra, qu'est-ce que j'en fais ? Je la laisse saigner, je vous apporte un billet de décès ou vous venez tout de suite ? »

Le chef de service s'est immédiatement levé, un peu gêné par mon intervention virulente devant un tel aréopage, et il s'est écrié :

« Qui est de garde ?

— Moi, monsieur », a répondu mon chirurgien en quittant la pièce à toute allure.

Après l'opération, le chirurgien est revenu me voir pour me reprocher cette apostrophe intempestive à ses yeux.

« Cette femme pouvait bien attendre un peu, après tout, m'a-t-il dit.

— On n'est pas dans une crémerie mais dans un

hôpital où se trouvent des personnes qui n'ont pas choisi d'être malades. Tu es à côté de tes sabots. Va voir les malades ! »

La maternité

Pour mesurer les progrès de la médecine et de l'hôpital, il suffit d'aller en maternité. Reconnaissons-le : l'accouchement sans douleur était une vaste fumisterie. Une mauvaise blague. Cela consistait juste à accepter que ça fasse mal et à trouver ça normal. Quand une femme criait vraiment trop fort, elle était mal considérée car incapable de se contrôler. Nous, les infirmières, savions à l'avance lesquelles allaient crier très fort. C'est la péridurale qui a tout changé.

Les services de maternité sont maintenant plus attentifs également au confort des accouchées. Et à leur repos. Cela étant, les infirmières ont compris depuis longtemps que l'image de la toute nouvelle maman radieuse est une tromperie. C'est pour la photo ! L'accouchée n'a pas le moral, elle a mal partout. Elle se trouve toujours aussi grosse qu'avant la naissance du bébé. Et si l'accouchement a été long, elle a les traits tirés, le visage défait. Quant au bébé, il ne boit pas comme il faut, il a souvent la tête en pain de sucre... et il paraissait plus mignon à l'échographie ! Bref, le tableau n'est pas idyllique.

La réalité est bien plus rude que l'idée de la naissance qui, elle, est magnifique et efface tout le reste. L'épisiotomie, avec dix points de suture, les odeurs, la douleur quand il faut se mettre debout et marcher... La jeune accouchée se sentait plus belle lorsqu'elle était enceinte.

Et pourtant les infirmières ont chaque fois le sentiment de participer à un événement merveilleux. Chaque naissance est une fête. Il n'y a pas de lassitude chez celles qui travaillent en maternité. Les sages-femmes méritent d'être entendues sur le sujet, parce qu'elles sont irremplaçables.

Parfois les infirmières sont choquées par l'attitude d'une accouchée. Ce n'est pas automatique de devenir mère. Il arrive aussi qu'elles s'inquiètent pour l'avenir de l'enfant ou de la jeune mère. Des accouchées quittent l'hôpital sans avoir reçu une seule visite.

Enfin, les pères sont un autre sujet. Depuis qu'ils sont présents dans la salle d'accouchement, certains veulent absolument être l'accouché... C'est tout juste s'ils ne poussent pas plus que la future maman. Je ne porte pas de jugement sur la présence du père. C'est un choix à faire à deux. Si le papa est marqué à vie ou s'il tombe rapidement dans les pommes, c'est plutôt raté. Pour nous, il reste toujours le spectacle du monsieur ému, avec une charlotte sur la tête, habillé d'une affreuse blouse verte jetable et recueillant son bébé dans ses bras maladroits.

Solides mais...

Les infirmières craquent aussi parfois. Il arrive même qu'elles tentent de se suicider. Quand cela survient, on entend en général : « Elle était fragile. » Admettons. Mais si cette femme n'avait pas travaillé dans ce monde particulier qu'est l'hôpital, son extrême sensibilité ne l'aurait peut-être pas conduite au suicide. Disons plutôt que cette réalité n'était pas faite pour elle à ce moment-là.

Quelquefois, elles craquent, s'en remettent et ne craquent plus jamais. C'est parce qu'elles évoluent dans un univers humain que ces accidents prennent plus d'importance. Je me dis néanmoins qu'il est anormal que nous ne soyons pas capables de déceler le mal-être d'une collègue. Il arrive également que l'on s'extasie devant la résistance morale de quelqu'un après un grand malheur, jusqu'à ce que cette personne, un jour, plus tard, craque malgré tout, à cause d'un petit incident dans le travail.

Cette collègue avait perdu son mari accidentellement. Sa réaction avait fait l'admiration de toutes. Des mois plus tard, je l'ai vue passer devant mon bureau en pleurant. Ce n'était pas son genre. Je l'ai fait entrer et nous avons parlé. Je me suis aperçue qu'elle allait vraiment mal. J'ai prévenu le directeur de l'hôpital qui a fait en sorte qu'elle rencontre discrètement le psychiatre. Elle a été hospitalisée une semaine ; elle est revenue dans son unité et depuis tout va très bien. Ce n'était pas le petit incident de service dont elle m'a fait part qui l'avait abattue, mais le deuil qui, à cette occasion, avait resurgi de sa mémoire.

J'ai la chance d'avoir une vie personnelle dense, riche et stable qui m'a permis de relativiser ce qui se passait à l'hôpital. Quand je ne relativisais plus, je changeais de service afin de maintenir cette distance professionnelle. C'était aussi l'occasion pour moi d'apprendre, de redevenir performante dans un nouveau service et de reprendre mes esprits.

Une nuit, chez moi, je me suis éveillée en sueur,

prise d'une soudaine crise d'angoisse. Je travaillais alors dans un service de gériatrie et j'avais été touchée par le cas d'une vieille dame au point de m'identifier à elle dans mon cauchemar. Personne ne venait voir cette dame qui, bien qu'elle eût perdu la mémoire, m'avait donné le nom de chacun de ses enfants sur la photo posée sur la table de chevet. C'était, chez moi, un signe évident de saturation. Quand j'étais jeune surveillante en réanimation, je rentrais souvent à des heures tardives après des journées d'enfer de quatorze ou quinze heures. Je réveillais mon mari avant de me mettre au lit et je lui disais : « Faut absolument qu'on vive, qu'on profite de la vie... » J'avais besoin d'effacer tout ce que j'avais vu à l'hôpital. J'étais tellement lessivée après mes nuits à l'hôpital que certains matins ma femme de ménage pouvait passer l'aspirateur à côté de mon lit sans que je me réveille.

La réanimation est à ce titre un service très exigeant. S'y pose notamment la question de savoir quand il faut ou non arrêter le traitement. Il faut affronter des cas extrêmes : des hémorragies soudaines et massives ou des arrêts respiratoires. Tous et toutes, nous sortions de l'unité de soins épuisés et quelquefois couverts de taches. Je connais des infirmières qui, elles, ne s'en sont pas sorties. Je me souviens surtout d'une infirmière de bloc opératoire. Elle avait une telle grâce, une telle personnalité et une telle distinction qu'elle donnait envie de lui ressembler. Un jour, elle s'est injecté une seringue de potassium. Sa mort a bouleversé tout l'hôpital.

Une autre n'avait de cesse que de se donner la maladie de ses malades. Les médecins qui l'avaient prise en charge ont demandé à ses amies d'aller chez elle pour voir ce qu'elle conservait dans son réfrigérateur. Elles y ont trouvé des seringues et du sang. Cette femme se prélevait du sang et se le réinjectait ensuite. Cela provoquait une hémolyse qui lui abîmait les reins. À l'époque, elle travaillait à côté du service des reins artificiels. Je l'ai revue des années plus tard. Elle était infirmière dans une clinique et sa vie personnelle semblait réussie. Tout allait bien.

Fragiles ? Allons donc ! Non, elles ne sont pas fragiles. Elles sont même drôlement solides pour vivre tout ce qu'elles vivent. Mais elles ne sont pas insensibles à la souffrance humaine.

Dès qu'il y a un attentat meurtrier ou un accident d'avion, les autorités mettent en place des cellules psychologiques au service des blessés, des témoins et des familles. C'est très bien. Mais les infirmières, elles, doivent souvent se débrouiller seules avec la mort, la souffrance des autres et la leur.

Ma valeur ajoutée – en toute modestie – comme directrice des soins d'un ensemble d'hôpitaux, c'est d'être restée une infirmière parmi les infirmières, après tout ce que j'ai vu et affronté dans les différentes unités de soins dans lesquelles je suis passée. Cela me permet de croire les collègues lorsqu'elles viennent me raconter leurs problèmes. Leur point de vue est parfois univoque, mais je suis sûre au moins de la réalité de ce qu'elles vivent. Je sais que c'est vrai. À moi ensuite de leur expliquer, de mettre les problèmes en perspective, de faire la part des choses, mais aussi de comprendre et d'expliquer les arguments des autres partenaires. Cette écoute quotidienne m'a vraiment convaincue que l'hôpital aurait beaucoup à gagner à prendre l'avis des infirmières et des infirmiers.

Ah, vous êtes infirmière !

Cette phrase, je l'ai entendue des centaines de fois. Elle traduit tantôt la surprise, tantôt l'admiration. Ou la déception. Et parfois un certain dédain. Tout est dans le ton de la voix, révélateur de l'impression produite par cette découverte. Eh bien, oui, je suis infirmière. Et alors ?

Chaque fois, je suis persuadée que le ton aurait été différent si on m'avait dit : « Ah, vous êtes professeur ! » ou « Ah bon, vous êtes journaliste ! ». Nous, les infirmières, nous avons droit à une sorte d'apitoiement. Derrière les mots se cache un « Oh, la pauvre ! » Ou encore un « Oh là là, bravo ! ». À croire que personne n'envie notre métier.

Cette exclamation exprime aussi un remerciement. La personne nous dit, au fond, sa gratitude. Mais gratitude ne signifie pas nécessairement admiration. Infirmière, ce n'est pas pilote de ligne ou membre de la brigade antigang. Bien que parmi les 400 000 infirmières de France, il y ait aussi, comme dans toutes les professions, quelques godichons et quelques tire-au-flanc, nous restons d'abord, aux yeux de la population, principalement des femmes dévouées dont les gens espèrent, malgré tout, n'avoir jamais besoin. Des femmes qui accomplissent des gestes qu'ils ne se sentent pas capables de faire et que de toute façon ils ne feraient pas. C'est le pire compliment que l'on puisse m'adresser : « Oh, merci, merci, mademoiselle [alors que je suis mariée et mère de deux enfants], ce que vous faites, jamais je n'aurais pu le faire. »

Cette remarque terriblement méprisante sous-entend : « Tu t'occupes de choses qui me dégoûtent ou me font peur. » L'infirmière comprend qu'elle est malheureusement capable, elle, de faire un métier que les autres considèrent comme indigne d'eux. Elle sent une forme de condamnation. Comme si on s'étonnait autour d'elle que des femmes puissent en arriver là. Il y a de quoi, croyez-moi, s'interroger sur soi-même et sur ses motivations profondes.

Heureusement que nous avons toutes entendu aussi des « Ah, vous êtes infirmière ! » très sympathiques. Lorsqu'elle est dynamique et drôle, ce qui est souvent le cas, l'infirmière devient un personnage attachant. À l'époque où j'étais infirmière générale, je disais toujours, après avoir décliné ma profession : « Avouez que les généraux sont mieux en infirmières ! »

Un métier de soumission

Ce n'est pas pour rien que notre métier a la particularité de faire fantasmer les hommes et les femmes. Dans les boutiques « spécialisées », le petit costume d'infirmière est en excellente place. À côté de ceux de la servante et de la bonne sœur... Amusant ? Si l'on veut. Mais cela montre surtout que ce métier est perçu comme un métier de soumission. Il appartient à la catégorie des métiers ancillaires, comme disaient les bourgeois au XIXe siècle. Les infirmières ont en commun avec les bonnes de servir des gens assis ou allongés, de voir l'intérieur des armoires et le fond du lit... Ces deux métiers donnent quasiment un droit de cuissage.

Nous partageons forcément l'intimité des malades. Et comme nous sommes tenues de ne rien voir, de ne rien entendre et de ne rien répéter de ce que nous avons malgré tout entendu pendant notre travail, nous avons encore davantage le sentiment d'exercer un métier de soumission. Nous sommes condamnées au silence et à l'oubli. Quand nous rencontrons une personne que nous avons soignée, nous feignons de ne l'avoir jamais vue. Ou presque. En présence d'autres gens, parfois quelqu'un ose lâcher : « C'était mon infirmière. » Ou : « C'était mon malade. » Dans la plus parfaite neutralité. Nous sommes censées avoir oublié la maladie de la personne en question, et plus encore que celle-ci avait les cheveux gras, des points noirs sur tout le corps, qu'elle sentait mauvais, ou qu'elle avait un caractère impossible. On exige de nous d'être amnésiques afin que l'ancien malade que nous avons soigné retrouve le rôle social qui est le sien et que tout rentre dans l'ordre. Chacun à sa place. La petite infirmière également, puisqu'elle a fait vœu de silence. En apprenant son métier, elle s'est préparée à l'exercice de l'oubli.

Vous, les infirmières...

Les médecins et les administratifs portent eux aussi un jugement sur nous. Quelques-uns évoquent notre métier avec mépris ou condescendance. Je me souviens d'un chef de service très à l'ancienne, plutôt sympathique, qui avait un jour dit à ma surveillante en parlant de moi : « Mme Bressand, elle ne “fait” pas infirmière. » Pour lui, c’était un compliment. Ma surveillante ne l’a évidemment pas très bien pris. Moi non plus.

Une autre fois, l’un de mes bons camarades médecins m’a dit :

« Tu sais, Michelle, toi tu bosses comme les médecins.

— Ça veut dire quoi, ça ? lui ai-je répondu.

— Que toi, tu es comme nous. »

Je lui ai rétorqué qu’il se trompait, que je travaillais comme n’importe quelle infirmière. Mais il n’en démordait pas. À ses yeux, je devais voir là un signe de reconnaissance. J’étais une exception. Pourquoi les médecins veulent-ils sans cesse nous intégrer, nous flatter individuellement et nous laisser sur le bord de la route collectivement ?

Un jour, un grand chirurgien, très réputé, a dit devant toute notre équipe : « Médecins, infirmières, infirmiers, nous travaillons main dans la main. » Oui, à cette différence près que lui peut me coller sa main dans la figure.

Ce franc-parler, je l’ai eu dès mes débuts dans le métier. Cela tient en partie au fait que j’étais parisienne. Je me sentais chez moi à l’école, alors que la plupart des autres venaient de province. Elles étaient plus intimidées.

En 1968, nous avons cru que les cloisons allaient tomber entre médecins, infirmières et aides-soignantes. Tout le monde se tutoyait. Les infirmières ont vite déchanté. Les vieilles habitudes sont revenues à l’automne. Chacun chez soi. Les médecins avec les médecins, les infirmières avec les infirmières.

Certains ont même repris le vouvoiement. Un jour, un bon copain que j'avais toujours tutoyé m'a dit : « Tu sais, je suis agrégé maintenant. Vouvoie-moi. »

Pour nous, à l'hôpital, Mai 68 a juste été une courte parenthèse. Mais qu'est-ce qu'on s'est amusé ! Il y avait une ambiance énorme. La France était en grève, cependant les gens n'étaient pas moins malades pour autant. Il fallait bien assurer. Nous avions des horaires d'enfer. Pour aller d'un hôpital à l'autre, nous faisions du stop. Je me souviens surtout de l'incroyable liberté d'expression qui régnait. J'étais dans mon élément. J'avais vingt ans, mais ça ne m'empêchait pas de prendre la parole dans des amphis bondés. Finalement, contrairement à d'autres, je n'ai pas été déçue par la suite, parce que je n'y croyais pas vraiment.

Vous savez ce que Daniel Cohn-Bendit a dit un jour à propos de la ministre de l'Environnement, Dominique Voynet, qui est médecin anesthésiste ? Qu'elle avait réagi comme une infirmière ! C'est lui qui est malade. C'était tellement honteux que son frère a ensuite présenté des excuses à sa place dans la presse infirmière. Mais le mal était fait.

L'une des remarques les plus désobligeantes, je l'ai entendue à l'occasion d'un dîner. En ce temps-là, j'étais au cabinet du ministre de la Santé, Bruno Durieux. Pour une fois, je me taisais. J'écoutais la conversation des convives. Le ministre était présent à ce dîner de travail qui avait pour ordre du jour le projet de loi sur le service infirmier, afin de permettre aux infirmières de donner un avis sur diverses décisions concernant l'organisation de l'hôpital. Tout à coup, un médecin très respecté en France n'a pas pu s'empêcher de s'exclamer : « Mais enfin, nous ne pouvons tout de même pas leur accorder cela, ce ne sont que de petites gens ! »

Toujours petites

Ah, les petites infirmières ! Vaillantes mais priées de se taire. Elles sont d'ailleurs automatiquement petites, les infirmières. À croire qu'elles naissent programmées et courtes sur pattes !

La petite infirmière appartient à la même catégorie humaine que la petite dame. « Comment allez-vous, ma petite dame ? » Une infirmière d'un mètre soixante-dix comprend que, si elle est petite, c'est en tant que personne. C'est son insignifiance socio-économique qui est soulignée. Elle compte peu.

Les infirmières sont automatiquement jeunes aussi. Elles doivent avoir un visage unique, être interchangeables. Et même jetables, puisqu'elles ne vieillissent pas dans la profession. L'une chasse l'autre. C'est le triomphe permanent de la jeunesse.

Dans l'esprit de beaucoup de gens, exercer ce métier n'est qu'un passage proposé à des jeunes filles dévouées qui deviendront ensuite de bonnes épouses et de bonnes mères. Une sorte d'entraînement. La vérité, c'est que les infirmières, comme les autres femmes, ne sont pas parfaites. Et elles n'ont pas tellement envie de soigner leurs proches après une journée de travail à l'hôpital. Quand elles rentrent chez elles, elles ont eu leur dose de soins, croyez-moi. Leurs maris ont intérêt à être en bonne santé. Et d'ailleurs elles les choisissent souvent bien-portants !

Juste un prénom

Petite, jeune et soumise, voilà le stéréotype de l'infirmière française. Les clichés ont la vie dure, surtout quand ils conviennent à beaucoup de monde.

Qu'est-ce qui était inscrit, à la télévision, sous le visage d'une infirmière quand par hasard on lui donnait la parole ? Son prénom. *Christine, infirmière.* Cela ne fait pas longtemps qu'elle a droit à son nom de famille. Aurait-on écrit : *Paul, PDG de Sofextour ?* Ou *François, lieutenant de gendarmerie ?* Sans parler de nos chefs de service dont tous les titres sont déclinés à l'écran.

Il y a encore cinq ou six ans, j'avais du mal à convaincre mes collègues de s'exprimer à la radio, notamment. Elles avaient très peur de ne pas donner une bonne image d'elles-mêmes. Elles craignaient finalement de passer pour cette « pauvre petite infirmière » et de donner du crédit au cliché qui leur collait à la peau. Certaines, au contraire, redoutaient de ne pas être elles-mêmes à force de vouloir proposer une autre image de la profession. Cela a changé avec les nouvelles générations, et avec la masculinisation de notre profession.

Résister à l'hôpital

C'est la durée qui fait véritablement l'infirmière. Il faut avoir duré, avoir persisté dans ce métier pour le posséder jusqu'à en être totalement imprégné. Il faut avoir servi les malades, aidé les médecins (les servir de temps en temps et parfois leur assener leurs quatre vérités !), participé à des projets de réorganisation des services. Je crois à la durée, parce qu'elle seule permet de prendre le recul nécessaire à la progression de ce métier mais également de l'hôpital. C'est elle aussi qui donne du sens à notre profession. Et c'est parce que le métier d'infirmière regorge de sens qu'il a un bel avenir. Depuis que je suis cadre infirmier, j'ai toujours cherché parmi mes collègues, garçons et filles, ceux et celles qui désiraient faire carrière et servir l'hôpital longtemps. Notre profession a besoin d'hommes et de femmes qui osent prendre des initiatives et soient capables, plus tard, d'aider à leur tour les plus jeunes à construire une carrière, à s'accomplir dans leur métier d'infirmier ou d'infirmière.

Une image paradoxale

Si je perçois fortement cette représentation que la société a de l'infirmière, c'est qu'à mon âge je suis débarrassée de ce cliché. Je ne me promène plus avec une croix rouge sur le front. Mon mari, comme la plupart de nos amis, n'appartient pas au milieu médical. De plus, en ma qualité d'élue municipale, je rencontre des gens venus de tous les horizons. Comme j'ai un côté caméléon, il m'est arrivé très souvent d'entendre des personnes s'étonner que je sois infirmière. J'en ai déduit qu'on déniait aux infirmières le droit d'avoir une autre personnalité. Et pourtant Dieu sait si elles ont de la personnalité, toutes ces femmes !

J'ai grimpé dans la hiérarchie, mais je me sens toujours totalement infirmière. Quand je m'exprime sur le plan professionnel ou sur le plan personnel, et plus encore lorsque je me trouve dans un autre milieu, je veille toujours à faire savoir que je suis infirmière. Surtout si je sens que ce n'est pas ainsi que l'on me voit. C'est à la fois une forme de défi et une manière de montrer que les infirmières sont là aussi.

En fait, l'infirmière a une image très paradoxale. Elle figure en tête des professions les plus aimées des Français et en même temps elle est négligée. Elle a le sentiment de n'apparaître dans la société qu'en filigrane. Son vœu est d'être reconnue pour ce qu'elle fait chaque jour. Car même si elle ne le clame pas sur tous les toits, il lui arrive de réaliser des choses exceptionnelles, de faire le geste qui sauve une vie. En vérité, son problème est celui des femmes en général. Elles n'ont pas le droit à l'héroïsme. Le statut de héros est réservé aux hommes.

Pour nous, les infirmières, l'héroïsme est plus prosaïque. Il consiste au quotidien, nuit et jour tous les jours de l'année, y compris le soir de Noël, à être présentes, à assumer nos responsabilités et à s'organiser en équipe pour ne jamais laisser les malades hospitalisés sans soins ni surveillance. La légitimité de l'hôpital, c'est cette permanence dont nous sommes le maillon essentiel. Notre présence est indispensable, parce que les maladies ne sont jamais en congé. Chaque jour des gens souffrent, des gens meurent. Pourtant, dès qu'un cas est suffisamment sérieux pour appeler réflexion et mettre en œuvre une stratégie médicale, les infirmières n'existent plus. Elles sont exclues et redeviennent de simples exécutantes.

Quand je rouspète, on me rétorque : « Mais vous savez bien qu'on vous aime, les filles. » Nous, on s'en fout d'être aimées. Nous voudrions une reconnaissance officielle. Nous en avons assez des compliments C'est terminé ! Puisque nous sommes infirmières, prenons notre destin en main au lieu d'attendre que d'autres s'en chargent pour nous.

Il m'arrive encore de passer la nuit dans les hôpitaux, parce que j'estime que cela aussi fait partie de mon travail, même si je suis à mon bureau le matin. La nuit, les infirmières portent des gilets, parce qu'elles ont froid. Elles se confient plus facilement. Elles disent des choses formidables quand elles parlent de leur travail et de leurs malades. Qu'est-ce que j'aurais voulu avoir un petit magnétophone parfois pour les enregistrer sans qu'elles le sachent ! Ce qu'elles racontent là, jamais elles n'oseraient le dire en d'autres circonstances et encore moins face à une caméra. Parce qu'elles ont de la pudeur et parce qu'elles pensent que ces mots appartiennent aussi à leurs malades. Elles n'oseraient pas se mettre en avant et d'ailleurs elles n'en auraient pas le droit. Les infirmières se cachent toujours derrière l'équipe.

Quelquefois, dans ces moments privilégiés, elles expriment leur colère, leur dégoût, leur hargne contre un système qui les désespère à cause de ses méthodes de travail archaïques ou inefficaces. Et pourtant l'immense majorité d'entre elles parlent de leur métier avec passion. Chez certaines, c'est quasiment de la foi.

Il est essentiel que quelqu'un les soutienne lorsqu'elles se mettent à douter et songent même à tout laisser tomber. C'est pourquoi je prends toujours beaucoup de temps pour les voir, leur parler, les aider à trouver leur chemin. De même, je n'hésite pas à répondre aux invitations des écoles ou des associations d'infirmières. Après m'être occupée pendant des années des malades, je me suis mise au service de mes collègues. Je ne le regrette pas. Cela aussi, c'est mon métier de cadre infirmier.

« Ah, vous êtes infirmière ! » Eh bien oui, je me suis beaucoup dépensée pour que nous le soyons et que nous le restions toutes.

Mon premier mort

Il s'appelait Petit. M. Petit. C'était un homme de belle corpulence. Il avait quatre-vingts ans. Moi, je faisais l'un de mes premiers stages à l'hôpital. À mon arrivée dans ce service, le matin, je ne connaissais pas ce malade. Son décès est survenu au moment du changement d'équipe. L'infirmière, qui était mon maître de stage, s'est tournée vers moi et m'a dit : « Viens, on va le faire ensemble. » C'est un travail qui ne figurait pas au programme de l'école.

On parle en général de la mort des malades de manière abstraite. Mais une fois la mort déclarée par le médecin, ce sont les infirmières et les aides-soignantes qui doivent s'occuper du corps, faire sa toilette, le mettre dans un drap mortuaire. Je n'étais pas préparée à faire ces gestes, ni à me retrouver face au cadavre d'un vieil homme. Pour le laver, il fallait soulever ses jambes, tenir sa tête. C'est très lourd, un corps mort. C'est inerte et en même temps ça part dans tous les sens. Il faut absolument être deux. Il n'y a que dans les films que l'on voit des gens porter un corps sur leurs épaules avec facilité ! Même le bruit du gant de toilette sur la peau est différent. Nous devions faire en sorte que les yeux et la bouche restent fermés. On m'a montré comment mettre une mentonnière pour tenir la bouche avant que la rigidité cadavérique ne s'en charge. Nous avons enlevé son dentier, son alliance, que nous avons glissée dans une enveloppe à son nom. J'avais l'impression de défaire ce vieux monsieur, de le dépersonnaliser. En plus, il fallait aller vite.

L'infirmière m'a expliqué ce qui pouvait se passer sur un corps sans réaction, dépourvu de sphincter. Elle m'a dit ce qu'il convenait de faire et pourquoi il convenait de procéder de cette façon. Parfois en riant ou en me frottant les oreilles, parce qu'elles devaient être rouges. Elle voulait cacher ainsi que j'étais intimidée. En réalité, elle me surveillait autant qu'elle s'occupait du mort. Elle le faisait de façon joyeuse. Pour moi, pas pour lui. Elle lui parlait. Elle disait : « Ah, monsieur Petit, c'est inadmissible de vous en aller à cette heure-là ! Nous, nous avions fini notre service et comme nous vous aimions beaucoup, il faut que nous nous occupions de vous jusqu'au bout. Vous nous obligez à faire des heures supplémentaires, monsieur Petit... Ce n'est pas sympa. Vous ne croyez pas que vous auriez pu attendre demain, monsieur Petit ? »

À la fin, quand j'ai attaché à son pied l'étiquette qui portait son nom, je me suis vraiment demandé ce que je faisais là. On appelait ça l'étiquette de pied. C'était plus facile pour retrouver les morts : il suffisait de soulever le bout du drap. Ce n'était pas le corps de l'homme allongé dans le lit qui m'impressionnait, mais la présence de la mort. Ce jour-là je me suis dit que cela aussi ferait partie de mon métier.

Doit-on parler de compagnonnage ? C'est beaucoup plus que cela. Former les nouvelles est presque aussi important que soigner les malades, parce qu'il faut assurer la relève et faire en sorte qu'elle soit solide. Les élèves infirmières ne doivent pas rater leurs premiers pas. Je précise que l'encadrement des stagiaires n'est pas compris dans le temps de travail des infirmières. Et ce n'est pas inné ! Pourtant cet apprentissage est déterminant. Des stagiaires ont renoncé à ce métier à cause d'un premier contact manqué avec l'hôpital. C'est à nous de leur fournir les outils pour qu'elles soient heureuses dans leur métier. Certaines abandonnent le jour où elles se rendent compte qu'elles sont incapables d'affronter certaines situations. Elles le reconnaissent.

Moi, j'ai failli tout arrêter lorsque j'étais à l'école, à la fin de ma scolarité. C'était à cause d'un enfant. Ce petit garçon, qui était très éloigné de sa famille, avait envie de fraises. Comme il n'y en avait pas au menu de l'hôpital, j'avais demandé à ma mère de lui en acheter. Le matin, quand je suis arrivée avec mes fraises, il n'était plus dans sa chambre. Les collègues ont commencé par me dire qu'il avait été changé de service et par me remercier pour les fraises en plaisantant. Ensuite elles ont bien dû m'avouer qu'il était mort dans la nuit. J'étais totalement anéantie. Elles m'ont conseillé de rentrer chez moi. Je n'aurais pas pu rester à l'hôpital ce jour-là. Plus tard, elles ont téléphoné à la maison pour me réconforter et m'inciter à ne pas abandonner.

Pour moi, la mort d'un enfant est inacceptable. Je ne peux pas. D'autres infirmières ont sans doute la force de pouvoir l'assumer et de réagir. Moi non. D'ailleurs j'ai toujours refusé de travailler dans un service pour enfants. J'y ai fait des remplacements, c'est tout.

Quand on choisit ce métier, on ne pense pas à la mort. On sait simplement qu'un jour ou l'autre on se trouvera en face d'elle et qu'il faudra pourtant continuer. Finalement, c'est tout le travail qui suit la mort qui nous oblige à aller de l'avant plutôt qu'à nous arrêter sur l'événement lui-même : remplir les formalités, s'occuper de la paperasse, et faire l'inventaire, consigner dans un registre tous les effets personnels des malades... C'est un peu surréaliste si on y réfléchit, mais c'est indispensable et cela sauve de la déprime.

Pour le médecin, le constat de décès signe la fin de son action. Pour l'administration de l'hôpital, une mort signifie un lit vide et disponible, et des formalités d'état civil. Mais pour nous, les infirmières et les aides-soignantes, le lit est toujours occupé. Un corps y est couché. Et pour celles qui l'ont soigné pendant des jours et des jours parfois, il y a vraiment quelqu'un dans le lit. Je me souviens que beaucoup de collègues sont venues voir M. Petit avant qu'il parte à la morgue. C'était leur malade. Toute l'équipe avait l'air de l'apprécier. Je crois que personne n'avait prévu sa mort. En tout cas, pas ce jour-là.

Cela m'a marquée, je n'ai oublié ni son nom ni son visage. Je le reconnaîtrai au paradis ! Je revois très bien la chambre et le paravent déployé autour du lit pour l'isoler. Je perçois encore ce silence de plomb. Les autres malades avaient le regard fuyant quand je passais devant eux, comme s'ils se sentaient en trop dans ces circonstances, comme s'ils voulaient se montrer le plus discrets possible. Ils se retenaient. Ils ne nous demandaient rien. C'étaient des gens âgés qui savaient que cela pouvait leur arriver également, un jour ou l'autre. Ils nous laissaient travailler, ils protégeaient notre temps.

Ces circonstances-là ne sont pas les seules à provoquer ce genre d'attitude. Quand il y a vraiment un coup dur dans un service, les autres malades s'en rendent compte et ils s'efforcent de ne pas être une charge supplémentaire pour les infirmières. Il y a toujours des exceptions bien sûr : des malades particulièrement angoissés ou qui n'arrivent pas à supporter ce qui se passe. Ou encore des gens prêts à tout pour passer avant les autres : « Il faut s'occuper de moi, mademoiselle... »

Par la suite, j'ai vu des personnes mourir dans des circonstances beaucoup plus dramatiques. Parfois j'avais eu le temps de connaître leur femme, leur mari, leurs enfants ou leurs parents. L'équipe, la famille, tout le monde s'était persuadé que le malade allait s'en sortir et puis... On a le sentiment que les choses auraient pu se passer autrement.

La mort d'un malade est toujours dure à affronter, mais le travail doit continuer. Un hôpital ne s'arrête jamais. C'est notre lot. Les infirmières ne sont pas des bénévoles. Elles sont payées – peu, certes – pour remplir toutes ces tâches. Personnellement, j'essayais de penser le moins possible à ce qui était arrivé dans la journée. Le temps de transport après le travail me permettait de décompresser. Une fois à la maison, un autre quotidien commençait : les courses, le ménage, les enfants qui, eux, n'attendaient pas que leur mère raconte les drames de la journée. C'est sans doute pour cela que je pense aujourd'hui que toutes les opportunités sont à saisir si l'on veut être heureux. Mon métier y est certainement pour beaucoup, même si je suis d'un naturel optimiste et dynamique. Comme chacun de nous, j'ai connu des drames dans ma vie, mais je pense qu'être heureux est une affaire de volonté. Dans le métier d'infirmière, l'héroïsme, ce n'est pas d'être formidable pendant trois ans, mais c'est d'être capable, longtemps et chaque jour, de rassembler ses forces et de mobiliser ses ressources. Cela donne peut-être des râleuses de temps en temps, mais cela nous oblige toutes à faire la part des choses et à relativiser certains petits tracas personnels.

Nous vivons toujours la mort des autres comme un événement difficile, même lorsqu'elle est inévitable. Je me souviens m'être occupée de quelqu'un qui, je pense, n'aurait pas dû mourir ce jour-là. Il aurait pu peut-être mourir le lendemain. Et ce n'est pas pareil. J'ai eu le sentiment, cette fois-là, d'avoir fait quelque chose que je n'aurais peut-être pas dû faire, disons, de la manière où je l'ai fait. Voilà ! Et donc d'avoir accéléré la mort de ce malade. C'est très dur. Mais je reconnais que nous étions sur un fil, comme des funambules. Ce malade était très, très mal, peut-être même aurait-il pu mourir plus tôt. Mais nous avions toutes pourtant l'impression d'être sur la bonne voie... Quand la relève arrivait, nous étions fières de lui confier un malade encore en vie. Nous disions : « C'est à vous maintenant. » Chaque équipe s'attendait à sa mort. Tout en voulant quand même espérer. J'aurais préféré, c'est vrai, que ce ne fût pas avec moi.

Je me souviens aussi d'une jeune femme qui avait la même date de naissance que moi. Je m'en suis aperçue en remplissant son dossier. Elle avait cherché à mourir et se trouvait dans un état grave au moment où je l'ai vue pour la première fois. Je reste pourtant convaincue que si on avait pu la sortir de ce drame, elle aurait eu envie de revivre. Toute l'équipe s'était mobilisée de manière incroyable, aussi bien les médecins que les infirmières et les aides-soignantes. Cela a duré cinq jours. Nous avions même installé des lits de camp dans le vestiaire pour pouvoir, s'il le fallait, se relever les uns les autres, tellement nous voulions réussir. Quand elle est morte, c'est le chef de clinique et moi, la surveillante du service, qui avons débranché toutes les machines et qui nous sommes occupés de son corps. Nous avions pensé qu'étant donné l'état de fatigue de toute l'équipe, c'était à nous, les responsables, de nous charger de ce dernier travail.

Il y a heureusement de grands bonshommes parmi les médecins. D'accord, ils ne sont pas tous les jours rigolos, mais certains sont formidables. À un moment, il fallait enlever une canule et je savais que le sang allait couler.

« Qu'est-ce que je fais ? ai-je demandé au médecin.

— Si vous voulez, Michelle, je le fais. »

Je n'ai pas voulu. Quand j'ai enlevé la canule, le corps, qui se vidait, est devenu très, très pâle.

Lorsque sa maman, que je connaissais bien désormais, est arrivée, j'ai voulu la prévenir parce que le visage de sa fille était vraiment livide. J'ai essayé de lui faire comprendre qu'elle n'avait plus le même visage et que peut-être elle ne la reconnaîtrait pas.

Elle m'a regardée droit dans les yeux avec un air méchant et m'a dit : « Mais enfin, c'est ma fille ! » Je me suis trouvée complètement idiote. En pensant la protéger, j'avais oublié comment une mère peut vivre la mort de son enfant.

La peur et l'espoir

Mon œil est jaune. J'ai mal partout. Les jambes coupées, une lassitude générale, aucune envie de manger. Vraiment pas mon genre ! À l'hôpital, on me confirme tout de suite que j'ai une hépatite virale. J'ai travaillé dans le service de reins artificiels où l'hépatite B sévit aussi bien chez les malades que chez les médecins et infirmières.

Comme toutes les infirmières de l'époque, j'ai la chance de savoir quel service choisir. Direction donc le service d'hépatologie de l'hôpital Saint-Antoine. Là, en arrivant dans ma chambre, assise sur un fauteuil roulant, parce que je ne peux plus marcher, je croise un jeune homme tout maigre, lui aussi en chaise roulante, et qui me lance : « Bon courage ! » C'est un pharmacien de l'hôpital. Lui sort, moi j'entre.

Dans cette chambre à un lit, il n'y a ni douche ni toilettes. Ma mémoire a perdu la trace des cinq premiers jours. Je suis ailleurs. Je me rappelle seulement que je compte sur le professeur O. pour me sortir de cet état. Mais plus les jours passent, moins je me sens bien. Ma peau a la couleur de la cire. J'ai l'impression d'avoir du sable dans mon lit, parce que, le foie ne filtrant plus le sang, la bile sort par tous les pores. Je saigne, parce que la coagulation ne se fait pas quand le foie ne fonctionne plus. Il me faut quasiment une semaine pour quitter cet état second. Mon mari, ganté, me tient la main. Je ne dors plus que lorsqu'il vient me voir, parce que j'ai peur de mourir, seule, dans mon sommeil. Je veux me surveiller moi-même.

Question de dignité

Cette expérience me convainc d'une chose qui peut paraître terre à terre : l'importance du lit à l'hôpital. Comme il y a toujours un risque de transmettre la maladie, les draps dans ce service sont jetables. En plus, il fait une chaleur de four dans les chambres.

Être couchée vingt-quatre heures sur vingt-quatre dans des draps rêches comme ces nappes de pique-nique, couverts de sable, avec une envie atroce de vomir, m'a permis de mieux comprendre par la suite ce que ressentent les malades. Cela m'a donné envie de batailler sans cesse pour leur confort, l'amélioration des équipements, l'installation de douches accessibles à une chaise roulante dans toutes les chambres, de W.-C. aussi. Les malades doivent avoir la possibilité de se doucher facilement, plusieurs fois par jour s'il le faut. Pour se sentir au moins frais et propres.

Vouloir faire croire aux malades qu'ils seront mieux dans une chambre à deux lits que seul est une hypocrisie. Les clients sont-ils prêts à se retrouver à deux inconnus dans une chambre d'hôtel ? Évidemment non. A fortiori quand ils ne se sentent pas bien. Certains détails de la vie quotidienne ne se partagent pas. C'est une forme de dignité que d'être libre de laisser son corps s'exprimer.

Avoir un fauteuil confortable, qui ne colle pas aux fesses parce qu'il est en skaï et qu'il fait toujours chaud dans les hôpitaux, n'est tout de même pas une exigence démesurée. Il faut aussi que les infirmières puissent faire la toilette des malades dans des conditions décentes et pratiques au lieu d'avoir à se débrouiller, comme c'est parfois encore le cas, avec une petite cuvette qui mouille les draps.

Comme les journées peuvent paraître longues pour les malades ! Ils attendent les visites, mais ils se trouvent vite épuisés quand leurs proches sont là. Les visites, quand on est mal, c'est bien, mais à petites doses. Les temps courts sont les meilleurs sauf pour les très proches qui savent simplement être là, présents. Pourquoi ne pas prévoir un système qui permettrait aux visiteurs de quitter la chambre pour revenir plus tard, après avoir passé un moment dans un petit salon ? Je parle des malades, pas des accidentés. Ce n'est pas du tout pareil. Ces derniers savent qu'ils seront réparés. C'est un problème mécanique. Il y a une différence aussi entre se faire hospitaliser volontairement pour être soigné et être conduit à l'hôpital dans l'urgence, alors que tout paraissait aller bien.

Nous devrions mieux organiser la présence des visiteurs et transformer en conséquence nos services d'hospitalisation. Il est important que les jeunes enfants puissent voir leur papa ou leur maman hospitalisés. Ma petite fille pleurait, en bas dans la cour, quand je me traînais jusqu'à la fenêtre pour lui faire un signe de la main. En partant, elle n'arrêtait pas de se retourner vers cette fenêtre. Quelquefois, à vouloir trop les protéger, on leur fait plus de mal qu'on ne le pense...

Dire la vérité

Paradoxalement, c'est quand j'ai commencé à aller mieux que j'ai pris peur. D'abord parce que j'ai vu que j'avais vraiment une sale mine. Le moindre geste était une épreuve. Le premier jour où mes transaminases sont redescendues, les infirmières sont arrivées en courant dans ma chambre pour m'annoncer la bonne nouvelle. Je savais alors que j'avais des chances de m'en remettre, bien qu'il y ait toujours un risque de séquelles. Je me disais : « Ça y est, ça baisse, mon foie va repousser... » J'avais perdu dix kilos en trois semaines.

Ce que j'ai retenu, c'est qu'il ne faut jamais renoncer à lutter. Mais pour cela, il est capital que les infirmières entraînent les malades à réagir, à se lever quand même. Leur soutien et leur accompagnement m'ont aidée plus que toute autre chose.

Les gens autour de moi ont été formidables. Pourtant, malgré toute cette attention, on est terriblement seule dans son lit. Les journées sont interminables et les nuits sont pires encore. En outre, quand on est infirmière, on a vu tant de gens s'en aller... On ne fait que se raconter des histoires horribles. On se voit mourir. J'avais vécu parmi des malades victimes du même mal et je m'étais toujours dit : « Moi, je ne l'attraperai pas, mais si jamais je l'avais un jour, j'en mourrais. » Les collègues et les médecins ne cessaient de me répéter : « Nous n'allons tout de même pas rouvrir la réanimation pour vous ! » C'était sympa, mais moi je me voyais finir branchée à des machines.

Ne rien savoir du tout sur sa maladie n'est peut-être pas plus mal que d'en savoir un peu. Les malades n'ont pas beaucoup d'informations. On leur dit : « Ça va aller ! » On les rassure et eux parfois ont le sentiment qu'au contraire ils sont de plus en plus mal et qu'on leur ment. Je pense aujourd'hui que les malades doivent avoir accès à leur dossier. Mieux vaut savoir carrément tout qu'un petit peu, ou ce que l'on veut bien nous dire.

Ma propre expérience d'hospitalisée m'a convaincue qu'il ne faut pas faire semblant en face des malades et leur répéter que tout va bien. Il ne faut pas leur dire non plus que tout est foutu, mais c'est mieux de les mettre devant la réalité et de leur expliquer. Je préfère savoir et envisager qu'il existe un futur positif ou à aménager.

Quand j'ai pu prendre connaissance de mon état exact, je me suis sentie moins anxieuse. À partir de ce moment, j'avais un objectif. Moi, c'était la tête que faisaient mes parents en me voyant qui m'angoissait. Ils semblaient atterrés. Je sentais aussi la fébrilité de mes collègues infirmières. J'étais mal, mais j'avais surtout peur de mourir. J'étais tellement épuisée. Quand la vitalité s'en va, c'est la vie qui semble nous quitter. Souvent je me disais que c'était fichu. Et en même temps, je me persuadais que ce n'était pas possible. Que j'allais m'en sortir.

Plus tard, une fois revenue à l'hôpital pour travailler, j'ai mieux compris pourquoi les malades dans un état grave semblent avoir cette peur permanente. Moi, j'ai fini quand même par guérir. À mon retour, quelques semaines plus tard, j'ai appris que le chef de clinique avait également eu une hépatite virale, de même qu'un autre infirmier et l'un de nos malades.

À l'époque, les malades étaient beaucoup plus transfusés et les contrôles moins performants. Le patient dont je m'occupais avait eu un accident de moto et il fallait sauver sa jambe – ce qui a été fait d'ailleurs. Il saignait beaucoup et donc nous le transfusions énormément. Les flacons stériles nécessaires au lavage de la plaie s'ouvraient difficilement et nous utilisions des ciseaux pour le faire. Je me suis entaillé le doigt en ouvrant l'un de ces bouchons sertis d'aluminium. Je n'ai pas pris le temps de désinfecter et de mettre un pansement sur la plaie avant de continuer à m'occuper de ce garçon et à enlever les champs opératoires pleins de sang. J'avais mis juste une compresse sur mon doigt. Je sais que c'est ce jour-là que je l'ai attrapée.

C'était un accident de travail, pas une maladie professionnelle. Cela dit, je n'en ai pas été mieux traitée par la suite. La gestion des dossiers de maladie professionnelle n'était pas performante. Il a fallu l'arrivée d'un médecin très impliqué, qui a repris les dossiers un à un, pour que les choses changent. Et puis, il a fallu aussi qu'une des nôtres, contaminée en service par le VIH, s'exprime à la télévision pour que Simone Veil, « la ministre des infirmières », soit au courant et débloque la situation en organisant mieux la reconnaissance des maladies professionnelles.

Avant, il y avait tellement d'interlocuteurs différents qui traitaient ces dossiers, un tel dédale de paperasseries administratives qu'il fallait être très bien-portant et très au courant pour démêler un dossier. Être touchée par une maladie contractée en service, se blesser en service est un risque professionnel, certes, mais il mérite d'être traité comme une blessure « au champ d'honneur » plutôt que comme un ennui de plus pour l'hôpital employeur.

Jusqu'au dernier souffle

C'est vrai que nous, les infirmières, nous pensons quelquefois qu'un malade est condamné, que plus rien ne pourra le sauver. Mais j'ai vu certains malades se sentir beaucoup mieux, alors que nous pensions toutes le contraire. En réalité, ils ont l'impression au fond d'eux-mêmes que quelque chose repart. Ils reprennent espoir dès qu'ils se sentent un peu mieux. Ensuite ils guettent l'instant où l'amélioration leur donnera la conviction qu'ils vont gagner sur la maladie.

Mais paradoxalement, c'est aussi l'espoir qui crée la peur. Quand quelqu'un est vraiment au plus mal, il n'a même plus le courage d'avoir peur. Le moment où le malade est résigné, c'est celui où il lâche... En réanimation, j'ai vu des malades qui ne pouvaient pas s'exprimer, qui étaient intubés et ventilés, mais qui n'étaient pas résignés. Je le sentais quand ils m'attrapaient la main et me regardaient droit dans les yeux. Leur désir de vivre était très perceptible.

Un jour, une jeune malade avait écrit « J'ai peur » sur l'ardoise magique que nous tendions à ceux et celles qui ne pouvaient pas parler. Nous avons décidé de l'entourer en permanence pour lui montrer notre volonté de la sauver, pour faire renaître l'espoir chez elle. Elle n'est pas morte. Elle va très bien aujourd'hui.

Une infirmière doit être optimiste. Mais j'ignore si les infirmières sont optimistes de nature ou si c'est leur métier qui les rend optimistes. Je sais seulement qu'elles sont très mal lorsqu'elles ont le sentiment qu'un malade va mourir. C'est insupportable. Elles ont besoin d'être persuadées qu'avec ce qu'elles font pour lui, le malade va guérir. Il y a tant de fois où leur optimisme s'est trouvé justifié. Heureusement.

Je me souviens d'un monsieur qui était considéré comme quasiment perdu. Il avait près de soixante-dix ans. Sur son dossier, il était indiqué qu'il voulait voir un prêtre avant de mourir. J'avais prévenu l'aumônier de l'hôpital pour qu'il se rende à son chevet. J'ai vu, ce jour-là, à travers la vitre, au mouvement de ses lèvres qu'il priait, alors qu'il ne pouvait pas parler. Il s'en est tiré. Contre toute attente. Pourquoi ? Je n'en sais rien. Pourtant, à son arrivée en réanimation, il n'était retenu à la vie que par quelques fils. Le fil de la perfusion, celui de la machine à respirer, celui de la surveillance de son rythme cardiaque... Nous, nous étions derrière tous ces fils, persuadées qu'il finirait par gagner la partie. Et tout a bien marché. Un jour, il allait mieux. Mais « mieux » en réanimation, ce n'est pas très bien quand même. Nous avons pu enlever un fil, puis un autre, puis un tube, sa sonde. Ensuite il a été transféré dans un autre service, si bien que nous ne l'avons jamais vu rétabli. Six mois après sa sortie de l'hôpital, il est revenu nous dire bonjour. Il voulait nous montrer comment il était « en vrai ».

Quand je dis « nous », c'est toute l'équipe. C'est-à-dire les aides-soignantes, les infirmières et les médecins. En réanimation cependant ce sont les infirmières qui surveillent jour et nuit et doivent réagir à la moindre alerte. Il y a une intimité très forte entre le malade et nous. Nous vivons au même rythme que lui. Le médecin, lui, passe, revient, décide, touche les malades, alors que dans les autres services, c'est de plus en plus rare. En réanimation, il y a un médecin en permanence, mais ce n'est pas pareil. Nous, les infirmières, nous nous occupons des soins, nous lavons les malades, nous leur parlons même s'ils ne peuvent pas nous répondre. En cas d'urgence, nous avons aussi à faire le geste qu'il faut, au moment où il le faut. Cela dit, l'important pour les infirmières n'est pas tant de faire le geste qu'il faut – car elles le font toutes –, mais plutôt de ne pas faire le geste qu'il ne faut pas. Car ce sont les gestes mal faits ou à ne pas faire qui ont les conséquences les plus graves. Le travail des infirmières consiste à discerner le moment où il faut absolument intervenir. Ne pas attendre. Les infirmières l'apprennent, le voient faire et après elles le sentent. C'est ce qu'on appelle « avoir du métier ».

Nous avions ainsi un clochard, client régulier des urgences. Un jour, il est arrivé et une infirmière a dit : « Venez vite, il n'est pas comme d'habitude. » À première vue, il semblait comme d'habitude. Mais elle avait raison. C'est elle qui lui a sauvé la vie.

Fin de vie

Près d'un Français sur deux meurt aujourd'hui à l'hôpital.

Les hôpitaux et les cliniques sont là pour accueillir, soigner et, en général, guérir les malades. Ils n'ont pas vocation à être des mouroirs. Nous observons chez les familles une tendance à reprendre leur malade afin qu'il ou elle finisse sa vie à la maison, parmi les siens, avec l'aide d'une organisation de soins à domicile ou d'associations.

Avant que survienne la mort, sauf si celle-ci est foudroyante, il se passe des heures, des jours, des semaines parfois qui ne sont plus tout à fait la vie, comme on l'entend, mais qui appartiennent à la vie quand même. Cette période, plus ou moins longue, est appelée pudiquement la fin de vie. Prononcé ainsi, cela semble presque doux, paisible même. C'est la fin d'une histoire. Banale ou mouvementée, heureuse ou malheureuse. Humaine en tout cas. Dans la réalité, au quotidien, dans la pénombre ou la lumière artificielle d'une chambre d'hôpital anonyme, si coquette soit-elle, la fin de vie est un combat. Et toujours une défaite. Pour le malade, le blessé, et pour nous, les infirmières et les aides-soignantes.

Peut-on s'habituer à la mort d'un malade ? Oui et non. Comme nous nous y attendons, lorsque chacun a compris qu'il n'y a plus d'espoir, nous nous y faisons par la force des choses. En théorie.

Le fait pour nous d'être en action, d'accomplir des gestes au moment de la mort, permet de moins penser. Mais il arrive qu'un détail, une image, une parole resurgissent soudain de la mémoire et nous obligent à reconnaître que non, décidément, nous ne nous habituerons jamais au spectacle de la mort d'un homme ou d'une femme. Quel que soit son âge. C'est impossible.

Habituées à la mort, nous nous habituons difficilement au mort. À la personne. La mort incarnée dans une personne, c'est autre chose que la mort. On n'est plus dans l'abstrait.

Cela dépend aussi bien sûr de notre relation avec la personne et avec sa famille. Même si les infirmières et les aides-soignantes ne font pas le deuil de leurs morts, comme les familles, la relation est parfois si forte qu'elles craquent. Il faut alors les aider à revenir sur le terrain professionnel.

Quand elles se préparent à ce métier, les infirmières et les aides-soignantes apprennent qu'elles connaîtront de vraies victoires – grâce aussi aux malades qui souvent remportent eux-mêmes le combat de la vie –, qu'elles rencontreront des déceptions et que, malheureusement, elles auront aussi à faire face à la mort. Mais ce n'est pas leur propre vie qui est en jeu. Il leur faut absolument garder à l'esprit qu'elles sont vivantes et que c'est toujours mieux d'être infirmier, infirmière ou aide-soignante que malade. Sans cette conviction, elles ne tiendraient pas le coup.

Mais les infirmières ne sont pas des robots pour

autant. Elles ont un cœur, des sentiments. Elles s'intéressent à la mort de leurs malades. Elles se cachent parfois pour pleurer. C'est dur, très dur d'attendre qu'un malade s'en aille, puis de le voir partir. Beaucoup abandonnent ce métier ou quittent l'hôpital pour l'exercer autrement. Certaines ont simplement besoin de changer de service temporairement ou définitivement. Elles ont envie de souffler. Ou d'aller quelques années en maternité.

La fin de vie demeure un sujet tabou. On en parle seulement dans les journaux et à la télévision lorsqu'il s'agit d'un malade célèbre. Alors tout le monde s'en mêle. Les spécialistes et les prétendus experts interviennent pour confronter leurs théories et parfois pour se mettre en valeur. La fin de vie a aussi ses gourous. Les cas extrêmes font l'objet d'une mise en scène médiatique. Ensuite plus personne n'en parle. C'est le grand silence. La mort fait peur. Mieux vaut la tenir à distance. Se taire revient presque à nier. Cela nous choque, nous, les personnels soignants. Parce que la mort appartient à notre quotidien. Et nous savons mieux que quiconque que personne n'y échappera. Nous savons aussi qu'une mort accidentelle ou fulgurante n'est pas comparable à ces fins de vie programmées, soit par l'âge, soit par une longue et implacable maladie.

Arrêt de l'alimentation

Autrefois, on disait : « débrancher un malade ». Ensuite on a parlé d'« arrêt des traitements ». Dans les derniers textes réglementaires, il est désormais question d'« arrêt de l'alimentation ». Derrière la sémantique, le résultat est le même. Il s'agit de mettre fin plus rapidement à l'épuisement du malade, à ses souffrances et à sa vie, puisque le corps n'est plus nourri.

Les familles emploient aussi le mot « débrancher ». Sans doute parce qu'il est très parlant. Naguère lorsqu'un malade ou un grand blessé avait besoin d'assistance technique pour vivre et que ses chances de survie étaient nulles, les médecins et la famille pouvaient prendre d'un commun accord la décision d'arrêter l'assistance respiratoire. Mais la mort n'était pas immédiate.

Je garde des souvenirs douloureux de cette époque où, pour « débrancher » un malade, nous enlevions le respirateur. À partir de cet instant, le malade faisait des pauses respiratoires. Jusqu'à ce que finalement, faute de ventilation suffisante, survienne l'arrêt cardiaque. Cela pouvait durer plusieurs minutes, parfois un quart d'heure ou plus. C'était très pénible pour les infirmières et les aides-soignantes présentes auprès de « leur » malade, celui ou celle qu'elles avaient soigné, lavé, surveillé pendant des jours ou des semaines. Il fallait attendre que la pause respiratoire soit la pause finale. Nous avions le regard fixé sur les scopes qui enregistraient le rythme cardiaque pour voir si le cœur battait toujours.

Le médecin qui avait procédé au débranchement était dans le service, mais en général il ne restait pas à côté du malade. Nous, nous vivions la mort en direct. Ce face à face était très éprouvant. C'était moins le nombre de minutes qui comptait que leur intensité. Aux familles, on disait que la personne était morte rapidement. C'était vrai, mais pour nous les minutes avaient un poids énorme. Ce n'est pas du temps normal. Ce temps-là n'est comparable à aucun autre.

Il n'est pas question que les infirmières et les aides-soignantes se dérobent devant la mort. C'est aussi leur travail. Et c'est même ce qui fait sa grandeur. Pourtant, elles sont rarement invitées à en parler. D'autres s'en chargent à leur place. Je ne suis pas sûre cependant qu'ils aient tous eu l'occasion de ressentir la même chose qu'elles au chevet d'un mourant.

Nous étions allées à quelques-unes voir le médecin pour lui faire part de notre sentiment de solitude dans ces moments-là. Il nous avait promis de nous aider et de rester avec nous. J'ai vu des médecins courageux, prêts à assumer le geste qui met immédiatement fin aux souffrances du mourant. Nous en avons beaucoup parlé ensemble. Ces médecins doivent enfreindre la loi qui interdit toute forme d'euthanasie, même lorsque la mort est imminente et les souffrances évidentes.

Aujourd'hui, ces sujets sont abordés avec plus de sérénité. On en parle enfin. La réflexion est venue à la fois des politiques, des médecins, du personnel infirmier et des familles. La loi a changé.

La fin de vie n'en reste pas moins un moment de grande solitude pour les malades. Et pour les infirmières et les aides-soignantes qui accompagnent les derniers instants. C'est la rencontre de deux solitudes. Rien n'est vraiment réglé.

« Au moment de mourir, j'aimerais donner la main à un ami », avait confié le philosophe chrétien Paul Ricœur. Dans nos services, cette main est souvent celle d'une infirmière ou d'une aide-soignante.

Au courage

Aucun miracle, aucun traitement, aucune loi n'a supprimé la fin de vie.

Des personnes très âgées meurent souvent seules. Souvent leurs proches les ont déjà précédées dans la mort. Entre elles et le personnel infirmier s'établit parfois une relation étroite, presque intime. Nous sommes leur dernière famille. Et pourtant il nous faut rester professionnelles et éviter de nous impliquer personnellement dans une agonie qui peut être longue. Il m'est arrivé d'obliger certaines infirmières qui n'en pouvaient plus à partir quelques jours, à rester auprès de leurs enfants, à retrouver leur mari ou leur compagnon. Ou à aller s'acheter un pantalon, des chaussures, pour se changer les idées.

Certains médecins ne veulent plus entrer dans la chambre d'un mourant. Pour eux, il n'y a plus de thérapeutique, plus de curatif, on est dans la phase finale des soins palliatifs. Ils considèrent qu'ils ont fait leurs dernières prescriptions et que leur tâche est donc terminée. À nous, les infirmières, de rester.

Faire la toilette des mourants pour qu'ils ne s'en aillent pas souillés n'est pas un travail très agréable, mais c'est important. La bouche, par exemple, demande un entretien constant. Quand un malade ne peut plus respirer que par la bouche, il se forme comme une couche de carton sur les parois buccales autour des lèvres. Les odeurs du corps, les défécations, les croûtes qui gagnent la peau, il faut pouvoir supporter tout cela. Et affronter la gêne, la honte et l'angoisse des mourants lorsqu'ils sont encore conscients. Sans parler de leur souffrance physique.

Qui entend ces femmes discrètes qui, chaque jour, accompagnent les mourants jusqu'au bout de leur route ? Les familles disent merci, les malades également quand ils le peuvent encore. Mais j'ai rarement croisé dans les chambres les auteurs de livres sur la fin de vie. Ah, oui, ceux qui parlent au nom des infirmières et des aides-soignantes n'ont que des éloges à la bouche ! « Elles sont formidables », clament-ils. Merci pour leur témoignage, mais ce serait tellement mieux de les laisser s'exprimer ou d'encourager certaines à sortir de l'ombre.

Huis clos

La mort chemine parfois très longtemps. Dans les services de gériatrie, les fins de vie peuvent être interminables. C'est encore plus éprouvant lorsque les personnes âgées ont perdu la raison. C'est très dur pour les familles. Celles-ci finissent par espacer leurs visites. Il arrive que des malades ne souhaitent pas être vus dans cet état par leurs petits-enfants, car ce n'est pas l'image qu'ils veulent laisser d'eux. Tous ces gens-là ont été, un jour, des bébés, des adolescents, des adultes pleins de vitalité, des parents formidables... Leur fin de vie se transforme en huis clos. Il n'y a plus qu'eux et nous. Et cela peut durer des jours, des semaines, des mois.

Une collègue surveillante générale comptait parmi ses pensionnaires une très vieille femme qui avait été sa propre surveillante générale du temps où elle était jeune infirmière. Elle m'a dit : « Je dois absolument oublier maintenant combien elle a été vache avec moi à cette époque, parce qu'elle a complètement perdu la tête. C'est un choc de la revoir ainsi. » Cette femme n'aurait certainement pas souhaité non plus que ses anciennes infirmières la voient dans l'état où elle se trouvait. Nous devons faire la part des choses : oublier ce qu'un malade, un vieillard, est devenu et penser qu'il a été quelqu'un de remarquable dans la vie.

Une aide-soignante d'origine antillaise m'a confié, un jour, qu'elle aimait s'occuper des vieilles personnes. « Ce sont ces gens-là, disait-elle, qui ont permis qu'aujourd'hui je puisse vous parler d'égale à égale, que j'aie le téléphone et de l'eau courante. Donc je leur dois bien ça. » J'ai trouvé magnifique ce respect des anciens, ce souci de rendre ce qu'on lui avait donné, simplement parce que cette femme avait un emploi et un niveau de vie décent.

Je revois aussi ce jeune aide-soignant au visage d'adolescent, très sympathique, très dynamique, qui me confiait : « Ce soir, je vais m'éclater en boîte avec la conscience tranquille, parce que je sais, au fond de moi, que dans la journée j'ai été utile à quelque chose. » Il avait raison.

En même temps, la fin de vie n'est pas qu'une succession de scènes atroces ou pénibles. La joie y trouve aussi sa place. Des moments de ravissement nous attendent parfois. Heureusement. Je me souviens d'une rencontre que nous avions organisée entre des personnes âgées et des bambins de la crèche de l'hôpital. Une très vieille dame avait une petite fille sur les genoux et elle essayait de lui raconter l'histoire de Blanche-Neige mais elle n'arrêtait pas de se tromper dans son récit. Soudain la gamine l'interrompt et lui dit : « Tais-toi, Marguerite, je vais te la raconter, moi, cette histoire. » C'était adorable. La vie prenait le dessus.

Soins palliatifs

Les soins dits « palliatifs » ont toujours existé ; c'est le mot qui est récent. Les progrès ont été considérables, mais j'ai toujours vu des médecins introduire du palliatif dans leur traitement. Un chef de service changeait le traitement prescrit par le médecin de ville à une personne âgée qui arrivait aux urgences, afin qu'elle franchisse le dernier cap avec un minimum de souffrances. Aujourd'hui, on dissocie officiellement le palliatif du curatif, mais la distinction est théorique et souvent assez hypocrite.

Après tout, la morphine est l'un des plus vieux médicaments du monde pour traiter la douleur. Elle était relativement peu utilisée, parce qu'elle était associée à l'image du drogué. Mais, franchement, se faire taxer de morphinomane en fin de vie est déplacé ! C'est aussi ridicule que d'empêcher une personne très âgée de fumer sous prétexte que fumer tue... Ou de lui imposer un régime alimentaire draconien. Ou encore d'interdire de boire un verre de vin à un vieillard qui a traversé deux guerres et travaillé plus de quarante ans sur les chantiers.

C'est pourquoi la fin de vie du grand âge ne doit pas être considérée de la même façon que celle d'une personne qui, si elle avait échappé à la maladie, aurait normalement vécu encore longtemps. Le grand âge, qui attend la majorité d'entre nous, a ceci de formidable : il est la preuve irréfutable qu'on n'est pas mort jeune.

Pourquoi faire un drame de ces gens qui meurent très vieux en ayant perdu la raison ? La vieillesse s'accompagne évidemment d'une série de handicaps mais c'est tout de même un don du ciel. Il vaudrait mieux s'en réjouir. Bien sûr que c'est mieux de s'en aller à quatre-vingt-quinze ans avec l'allure d'une femme de soixante ans, mais c'est rare... ! Cessons donc de rêver.

Arrêtons aussi de nous lamenter sur le coût du vieillissement de la population dans nos pays européens. En réalité, la société culpabilise les vieux, parce qu'elle ne compte plus assez de jeunes. On prend le problème à l'envers. Ne confondons pas la surreprésentation des vieux avec le déficit de jeunes et voyons plutôt le côté positif de l'allongement de la vie.

Le vieillissement de la population est un langage de démographe, l'allongement de la vie est l'heureux constat fait par une infirmière..

L'euthanasie

Disons-le : « débrancher » un malade cliniquement mort peut être considéré comme une forme d'euthanasie, même si on parle d'un arrêt de traitement. Aujourd'hui, ce devrait être un acte réfléchi et consensuel. Il est compris et souvent admis, mais il a toujours été pratiqué plus ou moins ouvertement.

Après l'émotion suscitée par plusieurs affaires, une loi sur la fin de vie a été votée en 2005. Cette loi protège les médecins de poursuites judiciaires, dès lors qu'elle fait la distinction entre l'arrêt de l'acharnement thérapeutique et l'euthanasie. Sa mise en œuvre risque cependant d'être délicate, suivant l'interprétation que l'on fait du texte.

L'extrême fin de vie est un moment complexe. Ne nous voilons pas la face. La question qui se pose est celle de la souffrance. Faut-il ou non l'abréger ? La réponse n'est jamais facile à formuler. Personnellement, je n'ai jamais fait le « geste »... Je suis incapable de donner la mort, puisque c'est quand même de cela qu'il s'agit. Je n'ai pas ce courage. Peut-être parce que je ne suis pas au clair avec moi-même sur cette question. Je le reconnais. En revanche, je comprends que d'autres puissent le faire. Je n'ai pas pu m'y résoudre pour un ami qui était en train de mourir, et me suppliait. En théorie, oui, je suis capable d'en parler, d'expliquer et même de pontifier. C'est assez facile. Il suffit d'avoir lu un ou deux bouquins sur le sujet et de citer quelques belles formules. En pratique, c'est plus compliqué à gérer.

Mourir sans souffrir

Les malades demandent-ils que l'on mette fin à leurs souffrances ? Difficile également d'apporter une réponse catégorique à cette question. Il arrive que quelqu'un qui souffre énormément, qui a perdu tout espoir et qui refuse d'être dégradé exprime une telle demande. Mais comment être sûr de la réalité de sa requête ? Comme pour le geste qui donne la mort, il y a une différence entre le fait d'en parler et l'accomplissement. Parce que ce sont elles, et souvent elles seules avec les aides-soignantes, qui entourent les mourants, les infirmières ont compris que chacun d'entre eux est, à ce moment-là, le centre du monde. Il n'y a plus que lui. Mais celui qui se prépare à la mort veut-il vraiment mourir plus vite, c'est-à-dire tirer un trait définitif sur sa vie ? Nul ne le sait. Et personne n'est jamais revenu pour nous le confirmer.

On ne peut pas abréger les souffrances de quelqu'un sans savoir quelle était sa position sur le sujet. À quoi croyait-il ? Face à des familles souvent désemparées, les professionnels de la santé doivent prendre une décision collégiale. Il est important que tout ce qui a été fait soit inscrit dans le dossier médical du malade. Tout doit être clair et transparent.

J'ai vécu la fin de vie de mon père entourée d'une équipe soignante formidable. Il avait soixante et onze ans. Je savais depuis le temps où sa mort n'était pas envisageable qu'il refusait l'idée d'un acharnement thérapeutique. Le fait d'être affaibli par un cancer n'avait pas modifié sa position. Son discours n'avait pas changé. Nous en avions d'ailleurs beaucoup parlé en famille. Chacun savait donc à quoi s'en tenir. Il a décidé de l'heure de sa mort.

En ce qui me concerne, je ne veux pas souffrir physiquement. Mes proches sont au courant. Ce n'est pas un manque de courage de ma part, mais je veux consacrer mes dernières forces à autre chose qu'à lutter contre la douleur. Je préfère les employer à vivre intensément jusqu'au bout. Les infirmières sont bien placées pour savoir que la souffrance physique se traite aujourd'hui. Les antidouleur servent à cela. On n'est pas obligé de tuer les gens pour leur éviter de souffrir.

Il est regrettable que peu de personnes préparent leur mort en en parlant avec leur médecin comme ils le font devant un notaire. Pourquoi ne pas se préoccuper de son corps comme on s'occupe de la destination de ses biens ? Ce serait tellement plus simple que d'écrire ou de dire en urgence un testament de fin de vie sous la pression de la douleur et du désespoir. Nous devons tous cette démarche à nos proches. Personnellement, conformément à la loi Kouchner sur les droits des malades, j'ai nommé ma « personne de confiance ». C'est elle qui décidera pour moi si un jour je suis incapable de le faire. C'est aussi une garantie, car je ne veux pas avoir peur, par avance, de ma future équipe soignante !

Une délivrance ?

Quand les familles me disent parfois après la mort d'un des leurs : « C'est mieux pour lui que ce soit fini », j'incline la tête poliment en signe d'approbation, mais je pense en mon for intérieur : « Peut-être, mais il ne nous l'a pas dit et il ne nous le dira jamais. »

Je reconnais néanmoins que la mort peut être une délivrance pour un malade physiquement très handicapé. Et un soulagement pour tous ceux qui étaient malheureux de le voir dans cet état. Car accompagner une fin de vie est physiquement et moralement épuisant. Il est nécessaire de ménager ses forces pour tenir le coup. On en ressort exténué lorsque « la fin n'en finit plus ». Il faut penser à dormir, à manger, à prendre des vitamines, comme un sportif. Souvent les gens s'écroulent, totalement anéantis physiquement.

Quant au mort lui-même, a-t-il réellement eu le sentiment d'une délivrance au terme de son chemin de souffrances ? Était-ce vraiment mieux pour lui de mourir ? Je répondrai, c'est sûr, à cette question le plus tard possible. Après ma mort.

Laissez-moi vous dire

En tant que directrice des soins infirmiers, je travaille beaucoup avec les médecins et les gestionnaires de nos hôpitaux. En trente-sept ans de carrière, j'ai vécu avec eux toutes les situations possibles et imaginables. Je les ai observés avec un soin tout particulier.

Ce n'est pas obsessionnel. Je n'ai pas de carnet de notes et je n'attribue ni bons ni mauvais points. Mais je sais distinguer les excellents élèves des cancres. Et finalement le bilan est plutôt positif. J'ai même, je dois le confesser, une véritable reconnaissance pour, disons, un tiers d'entre eux. J'ai une certaine estime pour un autre tiers, mais je range le dernier tiers dans la catégorie irrécupérable des imposteurs ou des incapables dont l'hôpital gagnerait à se passer. Il lui faut cependant faire avec eux aussi. Heureusement qu'il arrive aux équipes de soins, présentes en permanence, de compenser des défaillances ou des carences. Mais il y a aussi une proportion d'entre nous qui ferait bien de se remettre en cause. Cependant, comme nous autres, les infirmières, sommes rarement décideurs, l'impact est moins important sur les décisions d'organisation ubuesques pensées dans les bureaux.

Le grand médecin

C'est vrai, j'ai une tendresse particulière pour les médecins, parce qu'ils font un métier difficile. Eux et nous, vivons côte à côte tant de situations d'urgence, d'épreuves, de drames que nous nous comprenons malgré toutes nos différences.

Il y a des médecins que j'admire énormément. Je leur confie mes proches les yeux fermés. Mais cela ne m'empêche pas de penser qu'un bon médecin ne fait pas obligatoirement un grand homme – ou une grande dame. Ne confondons pas. Leur personnalité, leurs qualités humaines ne sont pas toujours à la hauteur de leur talent médical.

J'en ai connu aussi dont la notoriété professionnelle était très largement surfaite. Bien qu'ils fussent encensés par les médias, jamais je n'aurais accepté de travailler avec eux. Parce que je les ai entendus prononcer des mots qui ne se disent pas, même en présence d'un malade endormi. Pour bien soigner une personne, il faut d'abord la respecter. Là-dessus, je suis catégorique. Cela vaut aussi pour un dirigeant d'hôpital : comment peut-il diriger convenablement des personnes qu'il n'aime pas ou méprise ? Malheureusement, ce respect, je ne le sens pas chez tous.

Les bons médecins ne manquent pas, mais les grands médecins sont plus rares. Leur qualité principale est l'honnêteté. Ils sont capables de douter et de dire « je ne sais pas ». C'est aussi pour cela que leur métier est difficile. Ils ont le droit de douter mais pas de le montrer devant les malades.

Pour être un grand médecin, il faut beaucoup

travailler, avoir une longue expérience, accepter la réflexion des autres et savoir s'entourer d'une équipe. Les très bons ne s'empressent pas de prendre le travail des autres à leur compte. Ils rendent à César ce qui est à César. Pour nous, les infirmières, c'est un signe de reconnaissance. Et de respect.

Je comprends très bien qu'un grand médecin perde son sang-froid de temps en temps. C'est même rassurant, car cela montre que nous avons affaire à un humain et non à une machine ou à quelqu'un qui se contente de jouer un rôle à la perfection.

Il n'y a pas de limite d'âge pour être un grand médecin. Tout dépend de sa capacité à travailler sans relâche, à rester disponible, à se tenir au courant. Comme pour chacun de nous, il y a cependant un moment où il faut savoir s'arrêter et admettre que d'autres, plus jeunes, prennent la relève. Un grand spécialiste à qui je voulais adresser un ami m'a dit un jour : « Je veux bien le voir pour vous faire plaisir, mais je ne ferai que le voir, car il y a au moins quinze ans que je n'ai plus pratiqué ce type d'intervention. Mon chef de clinique à qui je l'enverrai sera bien meilleur, parce qu'il fait ça tous les jours. » Voilà qui était honnête.

La parité à l'hôpital ?

Dans nos hôpitaux universitaires, les chefs de service sont encore majoritairement des hommes. Pourtant les femmes sont de plus en plus nombreuses parmi les médecins. Elles ont des façons de faire parfois différentes. Tant mieux, car cela crée de la diversité. Sinon à quoi bon être de sexe opposé ? Je reconnais que les femmes n'ont pas toutes les qualités, mais leur souci du travail et du quotidien, leur vie extraprofessionnelle les rendent souvent plus proches de nous, de nos façons d'appréhender les situations et de nos préoccupations. Pour être entendues et être considérées comme tout médecin, il leur a fallu s'affirmer avec plus de force et prouver sans cesse leurs compétences. Je me souviens de cette belle interne en chirurgie que ses confrères appelaient la « chirurchienne »...

Pour nous, les infirmières, le fait d'avoir à travailler avec un homme ou avec une femme ne change pas fondamentalement les choses. C'est la qualité du médecin qui importe. En revanche, un médecin femme n'a pas le même rapport avec les infirmières qu'un homme. Les problèmes que suscitent les relations entre les hommes et les femmes, ou entre les femmes elles-mêmes, dans la société, se reproduisent naturellement à l'hôpital.

Mais pour beaucoup de malades, une femme en blanc, c'est une infirmière ! Il a fallu que les femmes médecins s'imposent. Maintenant la féminisation de la profession entre dans les mœurs.

Cela dit, ce type de difficulté existe aussi dans d'autres domaines. Toutes les infirmières qui ont apprécié ce grand cardiologue antillais savent avec quelle classe il a toujours géré sa couleur. Un jour, une dame de son lit lui fait savoir qu'elle ne voulait pas être soignée par lui. Très gentiment, il lui rétorque : « Aucun problème, madame, mais vous avez tort, je suis le meilleur ! » Le même, en entrant dans une chambre avec un groupe de blouses blanches, s'entend demander « le bassin ». Il était le seul Antillais présent. Eh bien, sans sortir son stéthoscope de sa poche, il a donné le bassin et ensuite s'est présenté...

Écoutez, docteurs

« Nous sommes convaincues, chers docteurs, que vous reconnaissez la qualité de notre travail. Mais faut-il vraiment que vous vous croyiez obligés de nous protéger et de tenir un discours paternaliste en parlant de "nos infirmières" ? Arrêtez donc de prétendre parler en notre nom au prétexte que vous voulez nous aider. Exhortez-nous plutôt à nous exprimer directement, à ne pas nous satisfaire de votre aimable tutelle. Vous ne pouvez pas vous mettre à notre place. C'est impossible. Parce que vous n'avez jamais pris le métro à cinq heures du matin, déposé vos enfants à la crèche et fait cinq heures de repassage chaque semaine. Alors, si vous souhaitez vraiment nous apporter votre soutien, laissez-nous parler seules, de nous-mêmes comme les grandes filles que nous sommes. »

Trop souvent les médecins veulent se substituer à nous, au nom de la tradition, de la nécessité de gagner du temps ou de je ne sais quel secret. Or, aider quelqu'un, ce n'est pas faire à sa place, c'est lui dire comment il doit faire et le soutenir quand il se lance.

Le droit à la parole est un combat permanent. Pour le gagner, il m'a toujours fallu sortir du rang. Alors seulement on fait semblant de m'écouter ou on me rend les droits d'auteur de ce que j'aurais pu avoir dit de sensé. C'est un travail sans fin.

Ce qui m'exaspère le plus, c'est de constater que n'importe quel titre officiel – médecin ou directeur de tel ou tel organisme, y compris d'un institut quelconque totalement inconnu – donne le droit d'être écouté (plus ou moins distraitement, il est vrai) dans les réunions. Quant à l'infirmière parfois conviée, elle sert d'alibi. Seule face à trente personnes qui portent leur titre sur le front, il faut un certain courage pour prendre la parole.

« De quel droit dites-vous cela ? » m'a un jour lancé un médecin de santé publique lors d'une réunion dans un comité d'éthique hospitalier. Certes, les infirmières ne disent pas que des choses intelligentes – mais les dirigeants non plus. Méfions-nous des préjugés. Ceux qui prétendent savoir, et savoir mieux que quiconque, ont la fâcheuse tendance d'en abuser. Comme ce médecin, que par ailleurs j'apprécie énormément, qui ironisait en ma présence :

« Même une infirmière peu "cortiquée" peut comprendre ça...

— Non, vous n'allez pas vous y mettre aussi ! » lui ai-je dit.

Oui, je suis intolérante sur ce sujet. L'intolérance est un garde-fou. L'humour « macho », dont les infirmières font les frais, est trop souvent l'expression détestable du dédain. Certaines vont se défendre, remettre les gens à leur place ; d'autres pas. La plupart n'ont le choix qu'entre l'agressivité et le mutisme.

Avant les réunions, je préviens les copines : « À la première remarque désobligeante, je fais acte II scène 3 Sarah Bernhardt. » Autrement dit, je plie mes affaires et je m'en vais. Je sais bien jouer la comédie. Nous sommes quelques-unes à nous comporter ainsi. Cette vigilance active est payante puisque l'on se fait désormais mieux entendre qu'hier.

Aux infirmières qui doutent encore et n'osent pas s'exprimer, je répète qu'elles ne sont pas payées pour être bonnes en réunion mais pour soigner les malades le mieux possible. Ce n'est pas à elles de convaincre leurs supérieurs, c'est à eux de savoir utiliser leurs témoignages. Encore faut-il vouloir les entendre.

Le Comité national d'éthique

Le professeur Jean Bernard, dont je garde un souvenir merveilleux, disait : « Vous parlez en votre nom, je vous écoute... » Il était président du Comité national d'éthique et des sciences de la vie dont j'ai eu la chance de faire partie.

Ce Comité, qui a son équivalent dans les autres pays européens, prend ses sources au procès de Nuremberg qui a mis en lumière les funestes conséquences de certaines recherches scientifiques et médicales. Il s'agit d'éviter les dérives, d'empêcher la recherche de céder à de dangereuses tentations. Le Comité national d'éthique est composé de représentants de tous les courants de pensée scientifiques, philosophiques et religieux. À son origine, il comptait très peu de femmes. Le professeur Jean Bernard a souhaité le féminiser. En matière de santé publique, on observe que les femmes ont une conscience souvent plus aiguë que les hommes des responsabilités de la société à l'égard des générations futures. Le professeur Jean Bernard a pensé à une infirmière, parce qu'il connaissait bien notre profession et qu'il la respectait. C'était un événement pour la profession. En transgressant les codes, il montrait que pour lui nous n'étions pas des « petites infirmières ». Il avait dit, paraît-il : « Trouvez-moi une infirmière qui parle. » Il en connaissait certainement beaucoup qui réfléchissaient sur les questions éthiques, mais il en voulait une qui, en plus, osait parler. On lui a donné mon nom... Il avait une particularité : il respectait l'heure du rendez-vous et il donnait le temps de réunion. Nous commencions à l'heure et nous finissions à l'heure. C'était très appréciable. À 8 heures, il disait : « La séance est ouverte » et à midi : « La séance est close. » J'aimais sa façon de présider, car il le faisait avec humilité, sans jamais exprimer un jugement de valeur. Une seule fois, à propos du moratoire concernant les embryons surnuméraires, je l'ai entendu dire, après une intervention : « Judicieux, judicieux. » Il le disait pour lui-même, pas pour l'assemblée.

Lors des réunions, chacun de nous s'exprimait en son propre nom et avait conscience que toute réflexion, quelle que soit son niveau, pouvait être intéressante. Il y avait une grande tolérance. Cette liberté d'expression fait la qualité des avis du Comité, même s'ils semblent parfois ménager des points de vue contraires. Il faut du temps pour faire avancer la réflexion sur des sujets qui mettent en jeu tant d'intérêts, souvent contradictoires.

Ce fut pour moi une expérience inoubliable. Avant de démissionner pour entrer au cabinet du ministre de la Santé, j'ai beaucoup hésité. Le professeur Jean Bernard a proposé que le Comité attende mon retour, mais cela ne me semblait pas convenable et j'ai suggéré le nom d'une autre infirmière. C'est elle, Dominique F., qui a été nommée par le ministre. Il y en a eu d'autres par la suite, mais aujourd'hui, cela ne leur paraît plus nécessaire.

Je sais que c'est un endroit où j'ai grandi. Je le dois au professeur Jean Bernard qui était, comme tous le reconnaissent, un grand médecin, un grand chercheur, mais aussi un grand homme.

Mon « maître »

Marie-Claude B. était connue pour avoir fait de la recherche infirmière. Son hôpital, ses collègues, ses étudiants, tout le monde l'admirait. Quand on citait une infirmière générale en exemple, c'était elle. Je l'ai vue pour la première fois à l'école des cadres infirmiers. Au premier abord, elle m'avait déçue. Non pas par ce qu'elle disait lorsqu'elle commentait nos devoirs, mais à cause de son aspect sévère. Les gens qui ont l'air trop sérieux me font peur ! Cela ne m'a pas empêchée de faire des pieds et des mains pour aller en stage auprès d'elle. Je sais qu'elle avait dû prendre des renseignements sur moi avant d'accepter. Pour une fois, j'étais vraiment intimidée. J'y suis allée la peur au ventre... Le stage durait deux mois, et deux mois à rester sage, c'était long pour moi ! Je la vouvoyais, je frappais à la porte avant d'entrer dans son bureau.

Ensuite elle m'a introduite dans un groupe de travail qu'elle appelait « l'atelier » où nous étions quelques-unes à réfléchir et à écrire sur des sujets concernant la profession. C'était du volontariat. Il s'était formé ainsi un réseau d'infirmières à travers toute la France. Grâce à cet atelier, dont elle avait été à l'origine, je l'ai beaucoup mieux connue. Elle était le « maître », la voix que l'on écoutait. J'ai compris par la suite qu'elle repérait parmi nous les jeunes qui avaient un potentiel à développer.

Quatre ans plus tard, elle m'a téléphoné pour m'annoncer qu'elle venait d'être élue par la profession dans des instances consultatives et qu'elle avait besoin d'une adjointe dans son hôpital. Je me trouvais quand même bien jeune pour accepter sa proposition. Il fallait, en outre, que j'annonce mon départ de l'hôpital où j'étais infirmière générale. Mais j'avais décidé que c'était le bon choix, car j'avais bien l'intention de prendre à Marie-Claude B. tout ce qu'elle savait !

Elle m'a tout de suite prévenue : « Je vais vous mettre sur les rails, mais, attention, vous ne me mettrez jamais sur une voie de garage ! ». C'était clair. Il n'empêche que cette femme extraordinaire m'a toujours soutenue. Plus tard, quand je me suis ouverte à elle de l'offre qui m'était faite d'entrer au cabinet du ministre de la Santé, elle m'a encouragée à l'accepter. Et à rester moi-même en toute circonstance. Elle a toujours été derrière moi durant cette période.

C'est elle aussi qui a créé les indicateurs de soins infirmiers qui ensuite seront utilisés dans tous les pays d'Europe. Elle était la référence. Peu à peu nous sommes devenues très proches et j'ai découvert qu'elle pouvait être très drôle. Célibataire, elle s'était totalement consacrée à son métier. Elle m'a dit un jour : « Je suis allée en pension, adolescente, puis à l'école d'infirmières. Après je suis arrivée à l'hôpital, qui me logeait. En ce temps-là, c'était métro-boulot-dodo, sauf que pour moi il manquait le métro. Et la vie a fait que je suis restée seule ».

Ce sont des femmes comme elle qui se sont battues pour que les infirmières puissent aussi avoir des enfants. Cela m'a donné envie de poursuivre leur tâche, de m'occuper des équipes, de militer pour la profession et d'être attentive aux soucis des femmes et des hommes qui font ce métier. Marie-Claude B. m'a tout appris.

Jeu de rôles

Soyons clairs : à l'hôpital, il n'y a pas d'infirmières sans médecins et, à l'inverse, il y a peu de médecins sans infirmières. Et encore moins sans malades ! Les rôles sont bien établis et les règles du jeu sont fixées.

Dans l'exercice de leur métier, médecins et infirmières sont d'accord, la plupart du temps, sur l'objectif à atteindre, mais des accrochages sont possibles sur les moyens à mettre en œuvre pour y parvenir. Si une infirmière est en désaccord sur le but fixé par le médecin, elle peut facilement s'en aller et demander à être affectée dans un autre service.

La mobilité qu'offre notre métier est un atout. Les unes quittent un service parce qu'elles ne s'entendent plus avec un médecin ou une équipe. Les autres parce qu'elles estiment en avoir assez appris et souhaitent élargir leurs compétences en allant voir ailleurs, ce qui leur permet d'être à nouveau sur le qui-vive – c'est dans cet état que l'on travaille le mieux. Cette liberté explique pourquoi les infirmières affirment en général qu'elles s'entendent bien avec leurs médecins. Si ce n'était pas le cas, elles auraient changé de service.

La seule fois où je me suis trouvée en désaccord avec un médecin, je suis partie. Cela n'a pris que quarante-huit heures.

On manque d'infirmières

La pénurie d'infirmières que connaît la France aujourd'hui nous place en position, sinon de force, du moins de choix. Les hôpitaux et cliniques de France se trouvent souvent en concurrence pour le recrutement d'infirmières. Il n'y a guère de métiers où les professionnels sont aussi sollicités.

À Paris, nous avons lancé une campagne pour convaincre les jeunes diplômées de venir travailler dans nos établissements universitaires. Ce n'était pas gagné d'avance. Avec une équipe d'infirmières, nous avons organisé la campagne, trouvé les slogans et les messages radiophoniques. Ce sont des infirmières qui répondaient aux appels de province, en parlant avec leurs mots, en avançant leurs arguments. Il fallait vaincre les réticences en faisant valoir la qualité du travail et la notoriété de nos grands hôpitaux, même si les CHU installés dans les métropoles régionales n'ont plus grand-chose à nous envier. Et il s'agissait ensuite de garder les infirmières dans les services.

Au contraire des médecins hospitaliers qui ont un mal infini à changer de service une fois nommés, les infirmières ont la possibilité de changer de région, de pays, ou encore de travailler dans le privé. Elles peuvent également devenir indépendantes ou travailler en intérim, dans une école, une entreprise. Cette liberté est une chance. Les plus entreprenantes en profitent.

Conséquence de cette mobilité : certaines infirmières ont acquis avec l'âge une expérience et des connaissances extraordinaires. Au point que cela crée parfois des tensions avec des médecins. Une infirmière peut refuser un ordre, mais ce n'est pas encore vraiment entré dans les mœurs... Quand l'affaire s'est terminée par une erreur, elles se reprochent d'avoir suivi les ordres des médecins qui ne les avaient pas écoutées.

De la même façon, une infirmière chevronnée se permettra de téléphoner au médecin si elle a l'impression qu'il y a une erreur dans la prescription d'un médicament. Ou elle rectifiera d'elle-même. Je me souviens d'avoir ainsi transformé un V en M sur une prescription, parce que le médecin avait écrit IV (pour intraveineuse), alors que sur le produit à injecter il était marqué « intramusculaire exclusive », ce qui s'écrit IM. Sans doute le savait-il, mais pris par l'urgence, il avait dû se tromper en remplissant l'ordonnance.

Ce genre de responsabilité était plus facile à prendre dans le temps qu'aujourd'hui. Il y avait, autrefois, davantage de désorganisation et d'impunité. Il faut admettre que les médecins sont devenus plus attentifs, plus scrupuleux. Les contrôles, au sein d'un service, sont plus nombreux également. Parce qu'elle fait, en général, le dernier geste, l'infirmière continue néanmoins d'avoir un rôle de veille. Elle est souvent la dernière barrière avant l'erreur, ou la première à signaler l'incident.

La maman du monsieur

« Ah, voilà les dépensières ! » a un jour osé me lancer un directeur financier en me voyant entrer dans son bureau.

Comment les infirmières pourraient-elles coûter cher à l'hôpital, alors que ce sont elles qui, avec les médecins, font l'activité, et donc le « chiffre d'affaires » ? Il y a un malentendu permanent sur cette question. Sans nous, les producteurs, ce monsieur et toute son administration ne seraient pas là. Et pour produire des soins, si je peux m'exprimer ainsi, il faut accepter, au préalable, de faire des dépenses. Ce comptable-chef n'a donc jamais compris que son sacro-saint budget est alimenté par la production de l'hôpital. C'est pourquoi il est indispensable, si l'on veut améliorer la gestion des hôpitaux, que les producteurs soient écoutés et protégés contre l'impérialisme bureaucratique.

À la différence des médecins, c'est sciemment que l'administration nous empêche de prendre la parole. L'un des problèmes existentiels des gestionnaires est qu'ils ne trouvent pas naturellement leur place à l'hôpital. Et lorsque les Français parlent de l'hôpital, ils ne pensent pas à eux. Je leur reproche de trop théoriser. Certains d'entre eux n'ont commencé à comprendre réellement le fonctionnement de l'hôpital que le jour où ils se sont cassé un os en faisant du vélo ou du roller. Ceux-là mêmes qui nous trouvaient toujours trop nombreuses, donc trop coûteuses, se mettent soudain, lorsqu'ils sont immobilisés dans un lit, à regretter qu'il n'y ait pas davantage d'infirmières pour les servir ! C'est dur, en effet, de devoir attendre son tour. Ils s'impatientent.

Un de nos architectes me téléphone un jour, au nom de notre ancienne camaraderie, pour me raconter que sa maman est hospitalisée à tel endroit, qu'elle a été installée dans une chambre à trois lits et qu'il aimerait bien la voir dans une chambre individuelle. Je suis interloquée et je le lui dis. Comment peut-il exprimer un tel souhait alors que dans sa dernière étude il soulignait tout l'intérêt des chambres à deux lits qui offraient plus de sécurité aux malades et leur permettaient d'échapper à l'ennui ? Sa maman ne va-t-elle pas trouver le temps long, seule dans sa chambre ? Il me rassure : sa maman était habituée à vivre seule. Et puis ce serait tellement plus agréable pour les visites.

Je lui réponds que je vais voir ce que je peux faire pour lui, mais qu'en échange il doit me promettre de plaider en faveur des chambres individuelles dans son prochain rapport. Il y a un silence. Il comprend, mais il a tellement envie de faire plaisir à sa maman... Ce n'était pas très sympa de ma part d'utiliser ainsi sa crainte, mais je ne le regrette pas.

Le principe de Tartine

Il existe deux catégories de dirigeants. Le principe de Tartine sert à les départager. Il y a ceux qui vous expliquent, avec force détails, la fabrication du pain, sa composition, son poids, ses qualités, qui se lancent ensuite dans la même démonstration au sujet du beurre et du couteau qui sert à la préparation, mais qui sont totalement incapables de vous donner une tartine beurrée. En face, il y a ceux qui vous font grâce de toutes ces explications, mais qui vont vous présenter une très belle tartine beurrée prête à être mangée.

J'ai tendance à préférer les seconds et je les crois plus ou moins au courant aussi de la composition du pain et du beurre. L'essentiel est quand même qu'ils sachent faire rapidement une bonne tartine. Les autres, je les écoute patiemment. Parfois, je me prends au jeu et je pose des questions. Mais franchement je trouve qu'ils coûtent très cher en temps de réunion.

La langue de coton

On a beaucoup raillé le jargon administratif et la langue de bois des technocrates. À l'hôpital, nous avons droit à la langue de coton. C'est pire encore.

La langue de coton vous entraîne en douceur dans une sorte de brouillard. Contrairement à la langue de bois, elle n'offre aucune prise. Il est impossible de taper dessus, car elle n'oppose aucune résistance. Elle est flexible, malléable, fuyante. Sa plasticité est déconcertante. Elle n'est qu'enrobage. De quatre mots, elle fait un paragraphe cotonneux pour dissimuler ce qu'il ne faut surtout pas dire. C'est une langue apaisante mais trompeuse. Elle est à l'origine de nombreux malentendus, car plus personne ne sait de quoi il est réellement question, ni où l'on veut en venir.

Aujourd'hui, les mots font peur. Érigée en religion, la communication sert à emballer soigneusement dans le coton les mots qui pourraient fâcher. Elle les remplace par de longues phrases insipides, inodores, qui donnent le sentiment que tout va bien, que personne n'a tort et que le progrès est en marche. Toute réaction éventuelle est étouffée par avance.

L'hôpital est atteint de cette étrange maladie et il aurait pu s'en passer, parce qu'il a déjà suffisamment de maladies, bien réelles celles-là, à combattre. Chez nous plus qu'ailleurs encore la communication doit être directe, sans détour. L'action, l'urgence parfois, ne peuvent s'accommoder d'interprétations individuelles diverses. La clarté est indispensable.

La trente-sixième minute

Je suis pour les trente-cinq heures. Mais la manière dont la réforme a été mise en œuvre à l'hôpital a été déplorable et souvent ridicule.

Le passage aux trente-cinq heures pour les équipes de nuit m'a toujours paru indispensable. Cette première avancée a été réalisée à l'époque où j'étais chargée de mission au cabinet du ministre de la Santé, au début des années 1990. J'avais pu constater combien le travail de nuit était dommageable pour la santé et pour la vie personnelle.

J'ai pris conscience de ce qu'était la dette de sommeil lorsque, jeune mère de famille, je ne me couchais pas après mon service de nuit à l'hôpital. Je me contentais de bien dormir la nuit suivante. Ensuite, au terme d'une journée bien occupée chez moi, je retravaillais la nuit. Si bien que, comme toutes celles et tous ceux qui ont adopté ce rythme, j'accumulais un manque de sommeil. Certains le supportent bien, d'autres pas. J'ai vu des collègues se mettre à grossir, alors que d'autres, au contraire, maigrissaient. Des études scientifiques ont démontré que nous ne sommes pas programmés pour dormir la journée. Évident, non ?

Tout l'intérêt des trente-cinq heures est, en effet, de donner la possibilité à des personnes de travailler un peu moins pendant une période de leur vie, pour des raisons personnelles ou familiales, tout en pouvant ensuite choisir des horaires plus soutenus mais avec un complément de salaire. Elles permettent aux femmes de poursuivre leur carrière plus facilement et à l'hôpital de ne pas perdre l'expérience de celles qui, après cinq ou six ans de présence dans les unités de soins, ont envie de souffler un peu ou d'avoir un enfant. Les trente-cinq heures sont une avancée pour les salariés, mais à condition que soit respectée la liberté de ceux ou celles qui veulent travailler plus et que l'on se réorganise tous ensemble.

Malheureusement, quand il a fallu les mettre en œuvre à l'hôpital, les négociations ont eu lieu de manière centralisée, d'abord au ministère de la Santé, puis au niveau de la direction des établissements avec les organisations syndicales, alors qu'il aurait fallu faire confiance aux équipes qui débordaient d'idées sur la question et qui connaissaient mieux que quiconque les contraintes de leur travail et possédaient les solutions organisationnelles. Du coup, les discussions se sont perdues dans les détails et les procédures, et c'est la machine à calculer qui a tranché. Résultat : on nous a annoncé que les journées seraient dorénavant de sept heures trente-six minutes !

La trente-sixième minute prenait soudain une importance primordiale. Elle devenait le symbole d'une grande conquête sociale. En conséquence de quoi les gens qui ne comptaient pas trop leur temps, et qui n'hésitaient pas à rester parfois un peu plus longtemps, ont fait une fixation sur la trente-sixième minute... Sept heures trente-six, c'était tellement précis que cela devenait une règle absolue.

Une technicienne de laboratoire cadre m'a appelée, un matin, pour me dire qu'elle était en train de réorganiser le travail avec son équipe pour passer aux trente-cinq heures et que cela se passait très bien. Or elle venait de recevoir l'ordre de tout arrêter et d'attendre les consignes. Finalement, ce labo a obtenu huit postes qu'il ne demandait pas. Interdiction de prendre des initiatives ! L'objectif de la réforme était évidemment de créer des emplois, mais le problème est que les hôpitaux ne trouvaient pas d'infirmières pour les occuper. Aujourd'hui, ils n'ont aucune difficulté à rendre ces emplois créés puisque ceux-ci sont restés vacants. D'ailleurs on nous fait remarquer qu'ils peuvent très bien être supprimés, dès lors qu'ils étaient virtuels !

Pendant ce temps-là, avec des journées ramenées à sept heures trente-six minutes, les infirmières sont devenues surchargées de travail. Parce que les malades, eux, ne sont pas passés aux trente-cinq heures hebdomadaires. En conséquence, il a bien fallu libéraliser les heures supplémentaires qui étaient pourtant censées devoir disparaître progressivement au bénéfice d'embauches.

Les infirmières ont bien le droit de travailler davantage, mais à leurs frais. « Nous vous rendrons votre temps », leur promet-on. Quand ? L'hôpital est capable de faire des prévisions concernant son activité, mais il doit aussi répondre, quoi qu'il arrive, aux imprévus. Les infirmières comme les aides-soignantes aimeraient récupérer le temps qui leur est dû quand elles en ont besoin ou quand elles sont fatiguées.

Derrière tout cela, il y a une sorte d'opposition idéologique aux heures supplémentaires. Que l'on arrête donc de vouloir faire notre bonheur malgré nous ! Les trente-cinq heures nous ont obligées à mieux réfléchir à nos organisations et à professionnaliser encore plus notre manière de travailler. Mais pourquoi nous avoir dénié tout droit à l'initiative pour nous imposer des solutions aberrantes ? Heureusement que les équipes ont fait preuve d'intelligence. Malgré les consignes, elles continuent de faire leur cuisine pour que les services fonctionnent. À quel prix ! Cette mise en œuvre technocratique des trente-cinq heures a évité que l'on se pose les bonnes questions sur l'organisation des équipes médicales et sa mise en phase avec l'organisation des équipes soignantes.

Courage, fuyons

À en croire les autorités de la santé, l'hôpital serait sous le contrôle de trois pouvoirs : le pouvoir médical, le pouvoir administratif et le pouvoir des paramédicaux parmi lesquels figurent les infirmières.

Ce troisième pouvoir est illusoire, car il est exclu de la prise de décision. Il se contente, comme on le lui demande, de l'exécution. Son avis n'est pas vraiment pris en compte. Et pourtant cela permettrait de faire de sacrées économies. Exemple : dire « Changez-moi ce malade de lit » prend deux secondes, mais le faire prend deux heures de travail aux infirmières et aux aides-soignantes. Bien souvent celui qui a donné l'ordre ne réalise pas les conséquences pratiques.

En réalité, la théorie des trois pouvoirs est elle-même une fiction. Il n'existe qu'un seul vrai pouvoir, c'est celui des malades. Ils peuvent aller se faire soigner où bon leur semble, puisque l'offre est abondante. Du moins à Paris et dans les grandes villes.

Souvent, si les cadres dirigeants multiplient les tracasseries administratives, c'est pour se rassurer. Ils empilent les notes, les études, les chiffres pour se protéger. Ils ont recours à des consultants qui produisent des tonnes de papiers, de « transparents », et de documents PowerPoint dont la présentation importe davantage que le contenu, avant de prendre une décision, alors qu'il aurait suffi qu'ils ouvrent leur porte pour écouter et se rendre compte par eux-mêmes. Ils commandent des études qui débouchent sur des exigences impossibles à satisfaire ou en décalage avec les besoins primaires.

Toutes ces expertises traduisent un manque de courage. Tétanisés par la peur du risque, ils se cachent derrière l'avis d'une commission. Une décision présentée comme collective masque, en fait, la crainte de prendre des responsabilités. À l'inverse des médecins, qui sont bien meilleurs individuellement que collectivement, les dirigeants trouvent dans le travail en équipe un moyen de diluer les responsabilités.

Le principe de précaution sert à tout, et quelquefois à cacher le manque de courage. C'est quand même plus élégant de s'en référer au principe de précaution que d'avouer que l'on ne sait pas vraiment quoi penser, ni quoi décider.

Les précautionneux sont loués, alors que dans le temps on les prenait pour des « rétrécis » et des lâches. Aujourd'hui, et c'est vrai également ailleurs qu'à l'hôpital, les courageux passent pour des fous furieux.

Arrêtez de vous protéger, messieurs les administrateurs, et baladez-vous dans nos services. Vous constaterez que dans vos hôpitaux, le vrai responsable, c'est celui ou celle qui fait le geste. Nous vous demandons de permettre aux médecins et aux infirmières de faire le geste dans de bonnes conditions. Rien de plus.

Drôleries

Enfer ou paradis ? L'hôpital est un univers de joyeux râleurs. On y rit beaucoup et en général de choses qui ne sont pas vraiment drôles en soi. Les fous rires incontrôlables surviennent dans des situations grotesques ou si pénibles que le rire est la seule parade. Un réflexe de survie.

Les poils du pubis

Les femmes de la famille d'un jeune malade coupent à chaque visite des poils de son pubis avec une paire de petits ciseaux. Les infirmières n'en reviennent pas. L'histoire circule rapidement dans le service. À ce rythme, le pauvre homme va finir tout à fait rasé !

Finalement, poussées par la curiosité, nous interrogeons l'une des visiteuses qui nous explique que le but est de présenter ensuite ces « petits bouts » du malade à une mystérieuse personne censée lui redonner la vigueur nécessaire à sa guérison et à la conservation de sa force virile.

La peep

Un malade a besoin d'être ventilé. La ventilation se fait sous *peep* – ce qui se prononce « pipe ». L'appareil envoie de l'air sous pression dans les poumons et permet au malade de respirer quand il n'est plus capable de le faire par lui-même. L'une des complications possibles, au moment de mettre la pression, est l'explosion d'une alvéole pulmonaire. C'est ce qui s'est passé ce jour-là. Le malade a donc de l'air sous la peau et cela provoque un gonflement et un bruit bizarre, comme un crissement continu. L'élève infirmière qui s'occupe de lui s'affole. Elle accourt vers nous et s'adresse à ma collègue : « Coco, viens vite, il n'arrête pas de gonfler ! »

En réalité, ce n'est pas très grave et nous avons les moyens de remédier rapidement à ce petit problème... Coco s'approche, lève le drap, regarde son étudiante et lui lance : « Enfin, Véronique, je t'ai pourtant déjà dit que quand on fait une *peep* au malade, il faut aspirer et pas souffler ! »

Le malade avait les testicules de la taille d'une balle de tennis.

Les hommes sont plus douillets que les femmes

C'est une journée de folie aux urgences. À croire que tout le monde s'y est donné rendez-vous. Les chirurgiens n'arrêtent pas. Cette fois pas question de prendre le temps de plaisanter.

Arrive un jeune homme avec sa compagne. Il s'est foulé la cheville. Il a « très, très mal », nous dit-il. Les hommes ont toujours très mal, beaucoup plus que les femmes... Nous faisons faire des radios afin de gagner du temps et je vais montrer les clichés à l'un des chirurgiens en salle d'opération : « On ne va pas faire patienter ce garçon deux heures pour une cheville, surtout qu'il n'a peut-être rien de grave. Qu'est-ce que tu en penses ? » lui demandé-je.

Le chirurgien regarde, se retourne vers moi et me dit avec un air catastrophé : « Mince, il s'est pété la cheville ! Il en a au moins pour trois semaines de plâtre ! » Je le prends au mot. J'explique au jeune homme qu'on va le garder, lui poser un plâtre, et que le chirurgien, qui est très occupé, le verra plus tard.

Une infirmière se propose pour lui poser le plâtre, ce qui va permettre de faire la radio de contrôle sitôt le plâtre sec. Ainsi, nous disons-nous, tout sera prêt lorsque le chirurgien sortira de la salle d'opération. La fille se met au travail. Nous offrons nos sandwiches à ce jeune homme et à son amie qui n'ont pas dîné.

Trois heures plus tard, l'équipe sort de la salle d'op'. Ils ont tous l'air lessivé, la marque du masque de chirurgie sur le visage. Nous expliquons au chirurgien que j'ai consulté que nous avons posé un plâtre sur la cheville pour gagner un peu de temps. « Oui, oui, vous avez bien fait », nous répond-il. Et il ajoute aussitôt en s'adressant au jeune blessé : « Elles sont formidables, ces filles, elles vous ont guéri. » Puis, se tournant vers moi : « Passe-moi la scie. » Et il commence à scier le plâtre en disant : « On va vous mettre un élasto et ça ira très bien, parce que vous n'avez rien du tout. »

Le gars et son amie sont partis furieux !

La galerie des saints

La tenue des infirmières n'est pas particulièrement gaie. Ni sexy. Ce n'est pas non plus sa fonction. Souvent nous devons porter un bonnet pour éviter que des cheveux ne tombent au moment des soins. À une époque, nous confectionnions ces bonnets avec le jersey destiné à être placé sous les plâtres. Cette étoffe jaunasse n'était pas très flatteuse au visage, surtout sous les lumières blafardes de l'hôpital. Nous avions donc décidé de porter des bonnets de couleur. Chaque unité de soins avait la sienne. Nous les avions teints avec les moyens du bord : de l'éosine, du bleu de méthylène, de la bétadine, etc. C'était incontestablement plus mignon. Seulement voilà, les infirmières sont actives et elles transpirent beaucoup. Les hôpitaux sont en général bien chauffés. Si bien que le soir quand nous enlevions nos petits bonnets craquants, nous avions une marque rose, bleue ou jaune sur le font. On avait beau frotter, les traces ne s'effaçaient pas et il nous fallait ensuite affronter les regards étonnés des autres voyageurs dans le métro ou le train de banlieue.

L'hôpital a également ses codes secrets. Ainsi, lorsqu'une personne arrivait aux urgences en état d'ébriété, les internes inscrivaient sur son dossier « fièvre de Bercy ». Simplement parce qu'en ce temps-là les halles au vin se trouvaient à Bercy, derrière la gare de Lyon. Aujourd'hui, laisser une formule de ce genre sur un dossier médical n'est plus envisageable.

À l'Hôtel-Dieu, hôpital parisien situé en face de Notre-Dame et géré naguère par les sœurs augustines, les unités de soins sont toutes désignées par des noms de saints. Maintenant que règne partout l'esprit de sérieux, il n'est plus concevable de dire que telle personne est hospitalisée à « Saint-Émilion », nom donné par le personnel soignant à la salle de l'Hôtel-Dieu où on installait les gens qui avaient besoin d'être dégrisés... Dans la même veine, au service des « comas barbituriques » chaque chambre portait le patronyme d'une empoisonneuse illustre...

Les chirurgiens en tête

Il n'y a aucun doute : les chirurgiens sont les plus drôles des espèces masculines de l'hôpital. Ils sont bien plus rigolos et décontractés que les médecins. D'abord parce qu'ils passent énormément de temps dans ce qui est le théâtre principal de leur vie. Ces hommes et ces femmes-là travaillent comme des bêtes. Je les admire beaucoup pour la plupart, même si j'en ai connu certains particulièrement odieux.

En chirurgie, l'acte n'a lieu qu'une fois. On n'enlève pas deux fois la même prostate. Les malades défilent et les interventions se succèdent. Il n'y a pas de temps mort pour les chirurgiens. Leur travail, qui a un côté manuel, est physiquement très dur. En outre, la responsabilité de celui qui opère est totale, puisque l'intervention a lieu sur quelqu'un qui dort. Pas question pour le chirurgien de se tromper. Mais souvent, le chirurgien oublie que sa valeur n'est rien si l'ensemble des équipes n'est pas performant. Un beau geste, une belle opération, certes, mais l'anesthésie, les suites de l'intervention, tout ce qui fait la réussite d'une opération ne dépend pas que de lui.

La chirurgie a beaucoup évolué. On ouvre moins. Le travail est devenu plus minutieux, plus technologique. Mais on est néanmoins encore parfois obligé de plonger les mains dans un ventre ou un thorax ouverts. Le malade doit faire confiance au chirurgien. Je me souviens d'un copain chirurgien qui devait être opéré lui-même et qui me disait, parce qu'il avait la trouille : « Dis donc, l'infirmière, comment je fais pour ne pas y penser ? »

Les chirurgiens passent leur temps à se déshabiller et à se rhabiller. Avant d'entrer en salle d'opération, il faut quasiment se mettre tout nu. Nous les voyons constamment en « pyjama », puisque c'est le nom donné à leur tenue de travail. On ne regarde pas un bonhomme en pyjama comme on regarde un type en costume cravate. Cela crée une certaine familiarité entre nous.

Une fois en salle d'opération, comme le malade dort, nous nous parlons plus directement, sans témoin. La retenue a quelquefois disparu. Certains chirurgiens s'agacent pour un rien. Cela explique pourquoi peu d'infirmières souhaitent travailler au bloc opératoire. Nos rapports ressemblent à ceux d'un couple pressé, le matin, dans la salle de bains. Personne n'imagine la quantité d'horreurs qui peuvent s'échanger dans cette sorte d'intimité professionnelle. J'ai entendu des infirmières hurler : « Sors de ma salle d'op, connard, je viens de tout nettoyer ! » Le plus souvent, ce genre de compliment est formulé avec humour et sympathie.

Certaines grossièretés sont quand même insupportables. Par exemple, quand le chirurgien me lance : « La clé, oui, pas la clé du champ de courses. Qu'est-ce que tu es con ! » Si je suis de mauvaise humeur, je ne réponds pas et je rumine en me jurant de ne plus jamais travailler avec ce bonhomme. Si je suis de bonne humeur, je lui dis de se bouger tout seul et d'aller se la chercher, sa clé !

Les rapports sont parfois durs, mais cette rudesse peut aussi cimenter les équipes. Il y a une énorme capacité à se tenir les coudes et à se remettre tout de suite en ordre de marche parce que c'est la vie de quelqu'un qui est en jeu. On crie, on rit, mais dès que quelque chose coince, on n'entend plus une mouche voler.

Opération points noirs

Ce médecin-là aime montrer son torse sous sa blouse largement échancrée. Ses multiples points noirs nous sautent aux yeux et nous avons pris la décision de le nettoyer en pensant à sa petite amie. Un soir très calme, nous l'appelons en prétextant une urgence. Après l'avoir introduit dans une petite pièce, nous sautons sur lui à quatre pour l'allonger sur un brancard où nous l'attachons avec les sangles de cuir destinées aux malades agités ou particulièrement récalcitrants. Une fois badigeonné d'alcool, nous lui retirons un à un tous les points noirs de sa poitrine. À la main, et en se disputant les plus gros. Il hurle comme un âne. Il a la peau toute rouge et nous menace des pires représailles. Puisqu'il le prend ainsi, nous le hissons sur un chariot, le remontons en salle de garde pour finalement le pousser dans un couloir légèrement en pente, si bien que le chariot atterrit avec son chargement contre le mur du fond. Il est resté là un bon moment sans pouvoir se détacher.

J'admets que ces farces peuvent paraître puériles, qu'elles sont du niveau d'une colonie de vacances, mais elles nous permettent de décompresser et sans doute de tenir le coup face à la détresse humaine que nous côtoyons chaque jour à l'hôpital.

Et pourtant, même si cette capacité à rire tous ensemble, avec les médecins, existe toujours, le droit à l'irrespect que nous nous accordions dans le passé tend à disparaître. Plus précisément, c'est l'exercice de ce droit qui a changé. L'irrespect amical entre médecins et personnel infirmier s'est transformé parfois en impertinence. Autrefois, des paroles, des gestes étaient irrespectueux dans une situation donnée, mais trente secondes plus tard, chacun retrouvait ses marques, reprenait sa place. Le jeu avait des règles connues de tous.

Nous organisions quelquefois des soirées à l'extérieur de l'hôpital. Nous nous relayions auprès des malades pour pouvoir danser toute la nuit. Médecins, infirmières, aides-soignantes, tout le monde était dans le coup. Après s'être rafraîchie et maquillée, chacune reprenait le travail normalement le matin. Ces organisations faisaient quasiment l'objet d'un planning. De même, après la fête, nous reprenions nos rôles respectifs.

Aujourd'hui, sans doute parce que la société elle-même a évolué, les gens ne comprennent pas que franchir une fois la limite ne supprime pas définitivement la barrière. Nous, nous étions conscientes d'une certaine transgression de l'ordre existant. Et c'est parce que nous en étions conscientes que nous savions aussi revenir en arrière. C'était vrai pour les médecins également. Quand l'un d'entre eux manquait de respect à une infirmière, il le savait et il était capable de s'excuser. Ce n'est plus pareil. Cette conscience a disparu. Personne n'ose plus affirmer que l'on a le droit de péter les plombs, pourvu que l'on s'excuse ensuite publiquement. Cela implique que l'on sache faire table rase. Les gens n'ont plus cette éducation et je le regrette. Les uns estiment n'avoir pas à s'excuser, les autres refusent les excuses d'autrui. Sans parler de tous ceux et toutes celles qui ne se rendent absolument pas compte du caractère odieux de leur comportement.

Personnellement, je ressens ce décalage entre les anciens – les rescapés de l'hôpital – qui ont vécu dans ce climat de tolérance, de dérision et de rigolade, et les nouvelles générations qui ne se sont pas donné ces marges de liberté ou à qui ces marges ont été refusées.

Une affaire de gros

Je revois encore ce « patron » obèse qui avait une passion pour la gastronomie. Il en est mort d'ailleurs. Bref, ce médecin était en train d'expliquer à ses internes et à ses externes qu'il fallait absolument convaincre tel malade de suivre un régime pour maigrir. Une de mes collègues infirmières qui était également très grosse le regarde et lui dit devant tous ceux qui l'écoutaient : « Nous, c'est pas pareil, n'est-ce pas, monsieur ? Nous faisons de l'anémie graisseuse... » L'autre lui jette un regard noir, hausse les épaules et tourne les talons en lâchant : « Débrouillez-vous et organisez ce régime sans moi ! »

Qu'est-ce qu'on a ri ! C'était quand même le patron. Personne n'aurait osé lui dire qu'il était tellement énorme, adipeux, qu'il allait en mourir. Seule cette grosse collègue pouvait lui faire cette remarque avec un air faussement niais.

Certaines situations sont totalement burlesques. Tomber dans la baignoire avec un malade, par exemple. Ou encore, voir deux filles porter un malade particulièrement lourd et finalement rouler à terre avec lui, c'est assez désopilant aussi. Dans ces cas-là, il est impossible de ne pas être gagnée par un interminable fou rire.

Cherchez l'erreur...

Un matin, une de mes collègues du service du rein artificiel arrive un peu patraque, les bras couverts de petits boutons rouges. Les médecins du service la voient et l'un d'eux lui demande gentiment où elle habite. Elle ne saisit pas très bien le sens de la question et lui répond :

« Ben, à Suresnes, pourquoi ?

— D'accord, mais dans quoi ?

— Dans un deux-pièces avec une cuisine et une douche... »

Une infirmière l'interrompt :

« Tu ne comprends pas, Maryvonne, qu'il est en train de te demander si c'est propre chez toi.

— Bien sûr que c'est propre !

— Vous n'auriez pas un chien ou un chat, parce que vos marques rouges ressemblent à des piqûres de puces ? dit le médecin.

— Non, non, pas du tout. »

L'interrogatoire s'arrête là. Et voilà que quatre jours plus tard notre amie est jaune comme un coing. Diagnostic immédiat : hépatite virale. Et nous apprenons que parmi les signes avant-coureurs, comme la fatigue et des douleurs articulaires, il y a aussi ce genre de marques sur la peau. Nous avons donc déposé un mot dans le casier du médecin : « Attention, la puce de Maryvonne avait une hépatite virale ! »

Autre anecdote à propos du diagnostic médical. Le Glifanan était un médicament très efficace contre la douleur. Nous étions en train d'en parler lorsqu'une infirmière qui se prénommait Claude dit devant les médecins présents qu'elle était allergique au Glifanan. Et tous de prétendre, forts de leur science, que c'était absolument impossible. Comme elle insistait en expliquant qu'elle avait eu une violente réaction après en avoir absorbé à l'issue d'une visite chez le dentiste et qu'ils s'obstinaient à le nier, elle est allée chercher du Glifanan à la pharmacie et devant eux et nous, qui étions interloquées, elle a avalé deux comprimés. « Vous allez voir ! » a-t-elle lancé.

Dans les deux minutes qui ont suivi, son visage a doublé de volume. Tout le monde était affolé. Ce n'est que plus tard que nous avons beaucoup ri de cette histoire. Et que cette infirmière s'est rendu compte vraiment de son inconscience. Depuis, le Glifanan a été retiré du marché.

Macabre découverte

Il y a une quinzaine d'années, la directrice d'un hôpital a reçu une plainte émanant d'une femme dont la mère était décédée trente ans plus tôt. À l'occasion de la fin de la concession au cimetière, les restes avaient été relevés et la famille avait découvert que du papier journal avait été glissé dans la boîte crânienne ! Il faut savoir qu'à l'époque de la mort de cette dame, les autopsies pouvaient être faites sans autorisation – elles étaient indispensables au progrès de la médecine. Lorsqu'on prélevait le cerveau d'un mort, on bourrait son crâne de papier. La directrice m'avait dit avec humour : « Ce qui me gênerait quand même, c'est qu'on ait utilisé un journal qui ne correspondait pas aux idées politiques de cette vieille dame ! »

Célébrité

J'étais cadre infirmier et une prise de bec m'avait opposée à un agent que j'avais finalement fait muter dans un autre service. Cela ne m'est pas arrivé souvent. Le bonhomme s'était vengé en écrivant dans l'ascenseur des mots injurieux à mon égard : Bressand salope, Bressand putain, et d'autres de la même veine ! Je découvre ces amabilités avec stupéfaction. Ma première réaction est de téléphoner à mon mari pour lui demander conseil. Il éclate de rire et me dit : « J'espère au moins, ma chérie, que ce soir tu seras à la hauteur de ta réputation ! »

Sa réponse m'a quelque peu détendue. Comme la reine d'Angleterre, je ne répondrai pas aux insultes ! Je n'en parle à personne et personne ne m'en parle non plus. Mais voilà que dans l'après-midi je me retrouve dans l'ascenseur avec mon chef de service, des membres de la direction générale et une partie de l'équipe. Silence. Je me sens terriblement gênée. Mon chef de service chausse ses lunettes et fait le tour de toutes les inscriptions qui tapissent les parois. Juste avant l'arrêt à l'étage, il se tourne vers moi : « Dites donc, Bressand, vous êtes plus célèbre que moi ! »

Un geste de la main

Ce bel homme qui a voulu se faire réimplanter des cheveux a été victime d'un petit pépin. Pendant l'opération, une « tuile », comme nous disons, a failli lui être fatale. Bref, il arrive chez nous pour la réparation. Son médecin privé le suit de très près et, toutes, nous sommes aux petits soins pour lui.

Le malade se rétablit, s'en va et revient nous voir, quelques jours plus tard, les bras pleins de cadeaux : des parfums, des foulards en soie, etc. Pendant que nous déballons les paquets, il nous lance, goguenard : « Vous vous rendez compte, mesdames, que, quand vous me piquiez le bras, vous me caliez la main entre vos cuisses... »

Une fille a poussé un « oh » horrifié, puis s'est exclamée : « Ainsi donc, même dans l'état où vous vous trouviez, à moitié inconscient, incapable de parler, c'est à des choses pareilles que vous pensiez... Et en plus vous osez nous l'avouer ! »

On me demande souvent s'il nous arrive des « histoires » avec les malades. Du genre geste déplacé, mains aux fesses ou que sais-je. Eh bien, non, c'est vraiment très rare. Les hommes fantasment beaucoup sur ce sujet mais, en réalité, les malades sont extrêmement respectueux à l'égard des infirmières. Bien sûr il y a des exceptions. Il s'agit toujours alors de quelqu'un qui n'est pas dans son état normal, soit en raison de sa maladie, soit à la suite de l'absorption de drogues ou de médicaments. Il peut s'agir aussi d'une personne âgée qui perd la tête. C'est donc tout à fait pardonnable.

En revanche, les malades conscients sont très corrects. Ils parlent évidemment et souvent de sujets qu'ils n'aborderaient jamais avec nous en d'autres circonstances. Sans doute sont-ils encouragés par l'atmosphère particulière de l'hôpital, par le fait d'être alités et par la présence de femmes habillées en blanc qui ont accompli des gestes intimes avec eux pour les soigner, les laver, leur faire faire leurs besoins. Par la force des choses, il se crée donc une relation très personnelle entre les malades et les infirmières. Nous recevons quelquefois des compliments de leur part. Sans arrière-pensée pour autant.

Les malades ne cachent pas non plus qu'ils préfèrent avoir près d'eux une jolie infirmière, mais il n'y a aucun mal à cela. Au contraire, cela fait plaisir de s'entendre dire que l'on est charmante. Quand on est grand-mère comme moi, c'est même plutôt rassurant.

J'ai connu l'époque, heureusement révolue, où nous n'avions pas le droit de nous maquiller, de porter des bijoux ou d'avoir les ongles faits. À croire qu'on nous voulait aussi anonymes, insipides et pâles que notre uniforme.

Peu de temps après ce que nous avons vécu comme une libération, je vois arriver, un matin, une des infirmières avec des plumes en boucles d'oreilles. Certes, ce n'était pas du meilleur goût, mais c'était amusant et conforme à la personnalité de cette jeune femme. J'ai quand même tout de suite compris que son initiative serait modérément appréciée dans le service. Et finalement, comme je m'y attendais, le chef du service s'est étranglé en la voyant :

« Qu'est-ce que c'est que ces plumes ? »

Elle l'a regardé droit dans les yeux avant de lancer :

« Ni mon père ni mon mari ne me font de réflexions sur mes plumes, alors ce n'est certainement pas vous qui allez commencer. Vous me payez mal, je peux quitter votre service quand je veux, vous n'avez aucune remarque à me faire sur le sujet ! »

Comme la vie

Quand tout le monde s'entend bien dans un service, les infirmières n'hésitent pas à rester à l'hôpital au-delà de leurs heures. Pour donner un coup de main ou simplement pour le plaisir d'être ensemble. Je reconnais que parfois je n'avais pas envie de m'en aller. Autrefois, on m'appelait « Vingt-quatre heures sur vingt-quatre ». Je ne m'en plaignais pas, parce que j'y trouvais sans doute mon compte. Et parce que j'ai toujours aimé l'hôpital, notamment pour sa faculté d'offrir à ceux et à celles qui y travaillent, à n'importe quelle heure du jour ou de la nuit, une rencontre, un cas, un événement passionnants.

La médiocrité n'y a pas sa place. Notre travail n'est jamais lassant ou routinier. Les journées ne sont jamais inodores. Ce qui s'y passe est tantôt dramatique, tantôt drôle, mais toujours surprenant. Comme la vie, en définitive.

Au cabinet !

C'était en 1989. J'avais quarante ans et je ne connaissais rien à la mécanique politique. Lorsqu'on m'a contactée pour faire partie du cabinet du ministre de la Santé, j'ignorais le nom du ministre. Je n'appartenais à aucun réseau, je n'étais membre d'aucun parti politique et je n'avais qu'un jules qui était mon mari !

C'est un ami, directeur d'hôpital, qui m'en a parlé le premier. On me cherchait partout, disait-il. Bruno Durieux, un centriste proche de Raymond Barre, qui était entré dans le gouvernement de Michel Rocard, voulait une infirmière parmi ses chargés de mission. Il avait probablement tiré la leçon du grand mouvement infirmier de 1988. Le ministre n'était pas médecin et c'était beaucoup mieux ainsi. Un médecin à la tête du ministère de la Santé craint toujours le jugement de ses confrères et il lui est difficile d'aller à l'encontre de leur avis ou de leurs exigences.

J'ai appris la nouvelle un vendredi soir. Le directeur général des hôpitaux de Paris m'a expliqué en quoi consistait le poste et pourquoi je devais absolument accepter. Entre-temps j'avais appelé des collègues et toutes m'avaient encouragée à y aller en restant moi-même. Rester moi-même m'est assez facile, lorsque j'essaie de chasser mon naturel, je ne tiens pas plus d'une demi-heure ! « Nous serons toutes derrière toi », m'ont-elles assuré et je reconnais qu'elles m'ont aidée sans restriction. J'ai bénéficié d'un soutien incomparable pendant deux ans. Les infirmières libérales, dont j'ai admiré l'organisation et qui sont d'ailleurs à l'origine des règles de déontologie de notre métier, étaient présentes également. La solidarité de la profession a été totale.

Au ministère, le premier jour, on m'a fait entrer dans un grand salon où se tenaient tous ceux qui allaient devenir les collaborateurs du ministre. Bruno Durieux, que je n'avais jamais rencontré, nous a rejoints et il a distribué les dossiers dont chacun serait responsable. Lorsqu'il s'est adressé à moi, je lui ai dit : « Attendez, monsieur le ministre. On m'a proposé d'entrer dans votre cabinet, mais moi je n'ai pas dit oui. » Je n'avais pas l'intention d'être l'infirmière alibi. Et il m'a répondu : « Nous en parlerons plus tard. » La réunion s'est achevée, chacun s'est levé et quelques personnes m'ont gentiment fait remarquer que je n'aurais pas dû m'exprimer ainsi devant le ministre. Je suis donc partie en me disant que j'avais fait une grosse bêtise. J'ai raconté l'incident à mes collègues de l'hôpital avant de conclure que j'avais grillé mes cartouches en une phrase.

Mais, à 19 heures, le directeur de l'hôpital m'a appelée pour m'annoncer que l'on m'attendait au ministère. Une voiture allait venir me chercher. Une voiture ! Mince alors ! Là, j'ai compris ce que cela signifiait d'être chargée de mission dans un cabinet ministériel.

Tête à tête avec le ministre qui a commencé à me parler des problèmes auxquels il souhaitait m'associer. Je lui ai répondu simplement : « Un, je ne travaille que pour des gens que je respecte. Quand je ne les connais pas assez pour les juger, je dois d'abord les regarder dans les yeux. Deux, je tiens à trois choses pour ma profession et si ce n'est pas pour les réaliser, ce n'est pas la peine de me faire venir. »

Il m'a demandé lesquelles. Comme souvent chez les infirmières, deux des demandes étaient d'ordre symbolique. Seule la troisième avait un coût. Il m'a fait comprendre qu'il n'avait pas l'argent, mais que tout serait mis en œuvre pour le reste. Et j'ai accepté de jouer le jeu.

L'une des deux mesures symboliques était la création du service de soins infirmiers – l'une des revendications du mouvement infirmier de 1988. Ce mouvement avait surpris par sa jeunesse. Dans la rue, nous faisions trois pas en avant et deux pas en arrière, preuve que nous avions une énergie incroyable. J'ai fait toutes les manifs et d'ailleurs mon dos en a beaucoup souffert, parce que je n'avais plus vingt ans. Une surveillante m'a dit, à l'époque, qu'elle était rentrée de vacances pour manifester, parce qu'elle attendait ce moment depuis trente ans !

Au cabinet, je suis allée de découverte en découverte. J'ai fréquenté des « grands commis de l'État » qui n'avaient rien de commun à leurs yeux avec des commis de magasin. C'est probablement le service présumé de l'État qui les fait grands ? J'ai pu vérifier aussi que parmi les énarques il y a des gens remarquables qui ne correspondent pas à la caricature que certains en font. J'ai constaté, en revanche, qu'il y avait beaucoup de « notamment » dans les notes officielles et que l'urgence soudaine des dossiers était très souvent le résultat prévisible du retard qu'ils avaient pris.

La directrice adjointe, une énarque – mais quelle énarque ! –, est devenue une amie. Elle a voulu que ce soit moi qui la décore de la Légion d'honneur. Elle me disait parfois : « Viens ici, le maquignon ! » Elle réécrivait ses notes tant que je n'avais pas compris, parce qu'elle avait le souci d'être claire et entendue. Elle est la seule à être restée avec moi toute une nuit face à des étudiantes mécontentes.

Bruno Durieux me disait aussi : « Michelle, il faut que le message politique soit simple pour qu'il soit le moins dévoyé possible. » Ce ministre était peut-être atypique dans le milieu, je n'en sais rien, car je n'ai connu que lui. En tout cas, j'ai beaucoup aimé travailler avec lui.

Au cabinet, j'ai fait la connaissance des responsables de toutes les grandes organisations hospitalières publiques et privées. Chacun, et c'est normal, défendait ses intérêts. J'ai vu également comment chaque corporation se livrait à du lobbying pour conserver ou étendre sa place dans la société au nom du bien commun. Tous ces intérêts étaient souvent divergents. « C'est aux politiques de prendre leurs responsabilités et de trancher, pas à l'administration », affirmait le ministre. Et pourtant, j'ai pu me rendre compte que l'habitude fait que des décisions, même largement consensuelles, peuvent être emportées par un véritable laminage administratif.

Et ce bel exemple d'hypocrisie quand les infirmières anesthésistes se bagarraient pour obtenir la reconnaissance de leur spécialité. Il fallait transformer leur certificat d'aptitude en diplôme d'État. Cela impliquait que leur travail soit reconnu à sa juste valeur et rémunéré en conséquence. Les médecins anesthésistes les soutenaient. Du moins jusqu'à un certain point... J'ai quand même vu un courrier, signé par des médecins qui défendaient publiquement la cause de ces infirmières, dans lequel ils pressaient le ministre de ne surtout pas leur accorder le titre d'infirmière anesthésiste, parce que, écrivaient-ils, on pourrait les confondre avec eux. J'ai plaidé jusqu'au bout pour cette appellation et elles ont eu gain de cause. Comment ces médecins ont-ils pu penser que quelqu'un aurait osé les confondre avec de simples « petites infirmières » ? De quoi avaient-ils peur ? C'était à la fois drôle et affligeant.

La douche la plus chère

En 1991, une manifestation d'infirmières est arrosée par les canons à eau des forces de l'ordre dans les rues de la capitale, à proximité du ministère de la Santé vers lequel se dirigeait le cortège. Ce sera « la douche la plus chère de France ». Devant les caméras de la télévision. Provocation ? Je n'en sais rien. Je n'ai jamais eu la preuve de quoi que ce soit. L'émotion était immense dans le pays. Le scandale aussi. Je sais seulement qu'au ministère nous attendions cette manifestation et que personne n'est venu, car elle a été détournée. Le ministre, qui est à l'Assemblée nationale, n'avait pas été mis au courant de la présence de canons à eau. Nous tombions des nues.

J'ai appris plus tard qu'une manifestation de

dockers était également prévue, ce qui pourrait expliquer la présence de ces engins sur un parcours qui n'était pas celui qu'auraient dû emprunter les infirmières. Le mal était fait. Le lendemain matin, ce n'était plus deux mille infirmières qui étaient dans la rue mais vingt mille, prêtes à se coucher par terre ! Outré également, François Mitterrand s'en est mêlé et Matignon s'est saisi de l'affaire.

C'est ainsi que j'ai été parachutée dans des réunions de *schtroumpfs.* Surnom que je donnais aux conseillers du Premier ministre, parce que la position officielle arrêtée à l'issue d'une réunion interministérielle à Matignon était inscrite sur une feuille bleue. Ils bleuissaient les décisions. Il y avait des *schtroumpfs* sympathiques, ceux d'Édith Cresson l'étaient en général, et d'autres franchement odieux. Quand ils voulaient bien m'offrir un café, j'avais l'impression qu'ils me le versaient chaud sur la tête.

Comme il y avait urgence et que le chef de l'État avait parlé des infirmières à la radio, des crédits ont été débloqués sans tarder. Mais les syndicats et les visiteurs habituels du ministre ont fait en sorte que l'argent aille le moins possible aux infirmières elles-mêmes. Celles-ci ont néanmoins obtenu davantage qu'en vingt ans de revendications : la reprise d'ancienneté et la revalorisation de la prime dite « Veil », gelée depuis 1974. Ou encore les trente-cinq heures de nuit et une série de demandes concernant les conditions de travail et le relèvement des quotas d'entrée dans les écoles. Toute une série de dossiers en attente ont ainsi avancé, mais beaucoup des engagements pris n'ont toujours pas été tenus.

Une sacrée surprise !

Le ministre aimait m'emmener avec lui lors de certaines visites. « Mettez votre veste jaune pour qu'on vous voie bien », insistait-il. Je me suis rendu compte combien il était important pour certains conseillers d'arriver quelque part en compagnie du ministre. Prendre place à ses côtés dans la voiture est un signe. À la fois pour le conseiller et pour ceux chez qui le ministre débarque.

Ce jour-là, Bruno Durieux se rendait à un salon médical. Il est sorti de son bureau en me réclamant. Une fois dans la voiture, il m'a dit : « Ça va leur faire une surprise de me voir arriver avec l'infirmière ! » Il était très bon observateur. Il aimait bien regarder ce qu'on ne lui montrait pas et sortir des sentiers battus. « Quand je visite un hôpital, m'avait-il confié, j'ai remarqué que les infirmières sont uniquement là pour tenir les portes ouvertes. Personne ne me les présente. Ce n'est pas normal. Désormais vous m'accompagnerez lors de chaque visite. » Et en effet, les infirmières ont été invitées à le rencontrer et à s'entretenir avec lui. Elles n'étaient plus seulement des ombres blanches...

« Michelle, toutes les infirmières sont-elles aussi irrévérencieuses que vous ? m'a un jour demandé le ministre.

— Mais c'est justement parce que je suis irrévérencieuse que vous m'avez choisie ! »

Concierge à Matignon

Après la fameuse douche, c'est l'affolement au sein du gouvernement. Réunion d'urgence à Matignon. Édith Cresson reçoit les syndicats et les associations d'infirmières. Mais les associations ne sont pas toujours bien identifiables, c'est un monde mouvant. Qui inviter ? Les syndicats mettent leur veto pour certaines d'entre elles. J'établis une liste et, comme je suis la seule à connaître le visage des représentants des associations qui ont été choisies, je suis envoyée à la loge de Matignon pour aider les gendarmes à faire le tri parmi toutes les personnes qui se présentent. Je dis oui ou non. À l'heure du début de la réunion, il manque un représentant. Je le décris aux gendarmes et je pars rejoindre les autres.

La réunion commence et l'on voit peu après arriver un excité qui n'a jamais représenté que lui-même. Il s'assied à la place de celui que l'on attendait. Les syndicats me lancent des regards affolés. Je fais passer un mot à mon ministre qui se penche vers Édith Cresson. La Premier ministre a la bonne réaction : elle prie le bonhomme d'intervenir le premier. Surpris, lui qui se plaignait toujours de n'être jamais reçu nulle part bredouille quelques mots très gentils. Après quoi, il se tait pendant toute la réunion.

J'ai su par la suite qu'il s'était bien gardé de raconter sa visite à Matignon à ses camarades de la coordination. Lesquels lui sont tombés dessus le jour où, à l'occasion d'une séquestration rocambolesque au ministère, je me suis chargée de le leur faire savoir en m'étonnant qu'il n'ait pas tenu les mêmes propos devant la Premier ministre.

Ces deux années de cabinet ont eu l'effet d'un trou dans ma vie personnelle et familiale. À force de travailler, j'ai tout manqué chez moi. C'est la seule fois où ma fille m'a fait une réflexion sur mon absence et pourtant je n'avais pas l'habitude d'être énormément présente quand je travaillais à l'hôpital. Lorsqu'on me parle d'un événement dont je ne me souviens plus du tout, je sais qu'il a eu lieu pendant cette période. La preuve que j'étais pourtant bien là, c'est que je suis sur la photo ! J'avais toujours un petit carnet et un magnétophone sur moi. Mes dossiers me suivaient partout. Je n'ai jamais autant lu et écrit de ma vie. J'ai d'ailleurs dû m'acheter des lunettes ! Pourquoi tant d'assiduité ? Parce que la profession comptait sur moi, certes, mais aussi parce que j'apprenais et comprenais... Je veillais au grain et je ne voulais rien manquer de ce qui se passait dans cette machine qu'est le pouvoir politique.

Cela ne m'a empêchée de demeurer lucide. Il en faut davantage pour ébranler une infirmière. Un après-midi, à l'Assemblée nationale, alors que j'assistais pour la première fois à l'entrée du président avec la Garde républicaine, dans un roulement de tambours, un membre du cabinet s'est penché vers moi :

« Impressionnant, non ?

— Attends, je n'en ai pas encore vu un dans les pommes ici ! Quand tu entres dans une salle d'op', il y a au moins une personne sur trois qui tourne de l'œil... Que ce soit solennel, d'accord, mais impressionnant, non ! »

Tout est dit.

Les mercenaires du cœur

Je les appelle les Katangaises. Ce sont les mercenaires du cœur. Elles sont toujours partantes. Le volontariat est en quelque sorte leur deuxième métier. La première fois, j'ai rencontré ces infirmières dans un hôpital qui comptait un service de médecine tropicale. À l'époque, l'humanitaire n'était pas encore à la mode. C'était vraiment une aventure. Quand j'étais à l'école, je m'étais renseignée auprès de l'armée, parce qu'elle embauchait des convoyeuses de l'air chargées d'accompagner en avion les grands blessés et les malades. Ce type d'expérience m'attirait à la fois par le besoin de dépaysement et par l'envie de rendre service. Je serais sans doute partie si je ne m'étais mariée très jeune, si je n'avais eu très vite des enfants, et si je n'avais pas été aussi casanière.

Nos hôpitaux n'ont pas vocation à faire de l'humanitaire, mais ils mettent des équipes à la disposition de la Croix-Rouge ou d'autres organismes qui gèrent les missions. Certaines infirmières signent directement un contrat avec une ONG et demandent la permission de partir quelques semaines ou quelques mois.

C'est ainsi que j'ai connu Sylvie R. Une fille adorable et d'un dynamisme extraordinaire. Elle ne ressemblait pas du tout à cette image d'infirmière cow-boy que l'on voit dans les séries télévisées. Elle vivait pour partir. Elle est allée au Liban, en Afghanistan, en Afrique bien sûr, dans l'ex-Yougoslavie aussi.

Sylvie R. me suivait dans tous les hôpitaux où j'ai travaillé, parce que je m'arrangeais toujours pour la laisser partir en mission. En effet, avant que Bernard Kouchner, lorsqu'il était ministre de la Santé, ne fasse une circulaire pour faciliter ce type d'engagement, il fallait pratiquement démissionner de son poste à l'hôpital pour pouvoir partir souvent en mission. Les infirmières n'avaient droit qu'à une mise en disponibilité.

Bref, je signais ses mises en disponibilité sans états d'âme. Au contraire. Je trouvais cela formidable. Il y avait de toute façon toujours du travail pour elle, comme pour les autres volontaires, à leur retour.

Un matin, j'ai reçu un coup de téléphone d'une ONG. On me demandait si j'étais bien l'infirmière générale de Sylvie R. « Nous avons un message à vous transmettre de sa part. Ne vous inquiétez pas, elle va très bien, mais elle a pris un coup de crosse de fusil dans le dos. Elle ne devrait pas tarder à rentrer. Elle ne sait pas encore quand. Elle aimerait que vous préveniez sa mère... » J'ai trouvé sympathique qu'elle me charge de cette commission.

Sylvie me racontait tout. Grâce à elle, j'ai eu l'impression d'avoir accompli moi-même une ou deux missions. Je me souviens lui avoir dit aussi qu'il était temps qu'elle songe à s'installer. Ce qu'elle a fait. Elle a connu son mari dans l'une de ses expéditions. La mère de famille qu'elle est aujourd'hui doit avoir des souvenirs formidables.

Kosovo et tsunami

Quand nous avons lancé un appel aux hôpitaux de Paris pour accompagner la Croix-Rouge au Kosovo, au moment de la guerre, deux cent cinquante volontaires, de tous âges, ont répondu à l'appel dans la semaine. Je ne savais plus où les mettre ! Beaucoup d'infirmières et d'infirmiers ont été déçus de ne pas partir. Ceux-là ont accueilli les réfugiés en France. Ils ont même accepté de se rendre à la Croix-Rouge pour aider à faire les cartons qui étaient envoyés là-bas. Bref, personne n'a compté son temps.

Un jour où la Croix-Rouge m'a demandé de l'aide pour le tri d'instruments de chirurgie qu'elle devait adresser à l'Afrique, j'ai tout de suite eu deux volontaires. Elles y ont passé plusieurs weekends. J'ai demandé que cela soit compté, au moins partiellement, sur leur temps de travail. J'apprécie le volontariat, mais je ne suis pas fanatique du bénévolat, sauf si la demande n'émane pas de l'entreprise ou du secteur professionnel dans lequel la personne travaille. Autrement dit, d'accord pour qu'une infirmière milite dans une association. J'observe d'ailleurs que les infirmières sont bien représentées dans les mouvements associatifs.

Celles-là aussi sont, à leur façon, des Katangaises. Dans leur quartier. Je songe à l'une d'entre nous que j'appréciais beaucoup sur le plan professionnel. Elle est maintenant cadre infirmier. J'ai découvert par hasard qu'elle était très engagée dans sa commune et qu'elle s'occupait, en outre, d'une association de femmes africaines. Où cette femme, qui élève seule son enfant, trouve-t-elle tout ce temps ?

Après le tsunami, juste avant Noël 2004, nous n'avons même pas eu besoin de lancer un appel à volontaires. Lorsque je suis arrivée à mon bureau, j'ai découvert des dizaines de mails d'offres de services. Finalement, après une longue attente due à des problèmes d'organisation dont nous n'étions pas responsables, nous avons fait partir trois équipes de quatre personnes. Non sans mal.

Un samedi après-midi, on m'annonce que les équipes ne partiront pas pendant le week-end, je préviens tout le monde en leur recommandant de rester quand même en alerte. Contrordre dans la soirée : départ dans la nuit. Elles sont toujours prêtes. Il suffit de leur préciser où, quand, comment et pour combien de temps.

Le jour de l'attentat dans le RER à la station Port-Royal, des infirmières se sont dépêchées de revenir pour reprendre le travail dans leur service – cela bien avant l'alerte officielle. Cela se vérifie à l'occasion de chaque coup dur : elles répondent toujours présentes. Que ce soit pour des missions lointaines ou pour rejoindre leurs unités de soins.

L'épidémie de chikungunya qui s'est abattue sur l'île de la Réunion vient encore d'apporter une preuve supplémentaire de leur magnifique capacité à se mobiliser. Un samedi après-midi de février 2006, il leur a fallu se décider en quatre heures à partir là-bas. Révulsifs et moustiquaires dans le sac, elles étaient toutes dans l'avion. Les volontaires étaient assez nombreuses pour pouvoir se relayer tous les quinze jours. Aussi longtemps que l'on aura besoin d'elles.

Une morale de l'action

Au bout du monde ou à l'hôpital, le comportement des Katangaises est le même. Elles agissent. La logique de l'action est identique, là-bas ou ici. Quand d'autres discourent ou cherchent à se mettre en valeur, elles font. Et au terme de leur mission, elles ne se lancent pas dans la rédaction d'articles ou de communiqués. Sylvie R. a fait plus de dix ans d'humanitaire, mais elle n'a pas la prétention d'avoir fait quelque chose d'extraordinaire. Ces mercenaires du cœur pensent, à tort, que leur expérience d'infirmière n'a pas vraiment d'intérêt pour les autres.

Les équipes de Médecins du monde comptent autant d'infirmières et d'infirmiers que de médecins et même de logisticiens. Face à l'urgence et aux besoins des populations locales, il faut réagir vite et parer au plus pressé. Pas question de tergiverser ou d'attendre le médecin, comme à l'hôpital. Là-bas, les infirmières pratiquent les soins tout-terrain.

Qu'est-ce qui motive celles qui veulent partir en mission ? L'envie de rompre la routine. J'y vois aussi la preuve que l'hôpital ne donne pas assez d'autonomie aux infirmières. Elles veulent des responsabilités. Elles veulent assumer et s'assumer. Et puis il y a, par-dessus tout, pour celles qui partent, le désir de connaître autre chose, de se frotter à d'autres cultures et de voir du pays, la volonté d'être utiles sans intermédiaire, rapidement, concrètement.

Ces volontaires, filles ou garçons, ont en commun l'énergie et surtout la générosité.

Le danger ? Bien sûr qu'il y a des risques, même si un maximum de précautions est pris. Elles-mêmes savent se préparer et s'équiper. Elles ne partent pas la tête dans les nuages. Elles sont très organisées. Sylvie R. m'a appris, par exemple, comment on stérilise dans du papier journal. Elles s'en vont toutes avec leur barda et leurs petits trucs. Aucune ne s'attend à être logée dans un quatre-étoiles climatisé. Elles prévoient tout et se préparent à tout. Mais il arrive aussi que l'une d'entre elles perde pied, ait soudain peur et ne reparte jamais.

En restant à Paris aussi, les infirmières comme les aides-soignantes courent des risques, parce qu'elles sont en contact avec des gens de toutes sortes dont on ne sait rien au départ, sinon qu'ils sont malades ou blessés. Elles sont également en présence de germes invisibles et divers. Ces risques, les infirmières les connaissent. Elles peuvent les prévoir et donc essayer de ne pas se mettre en danger. Il leur faut néanmoins les affronter sans se dérober.

Des infirmières ont été tuées par des déséquilibrés ou d'anciens malades. Le récent drame de Pau a été un choc pour nous toutes et il a réveillé chez nous quelques souvenirs. J'ai été prise en otage par un malade devenu subitement fou. Et pourtant cela s'est passé dans une unité de soins classique et dans un hôpital normalement protégé. Il a fallu que d'autres malades, témoins de ce qui se passait, donnent l'alerte.

Un choix

Pour les demandes de mission hors de France, mon rôle a consisté à composer des équipes et à faciliter les formalités de départ. Le plus souvent dans l'urgence. Le plus compliqué, c'est de choisir parmi les volontaires celles et ceux qui partiront. Même si un certain nombre de critères s'imposent, la sélection n'est pas aisée. Je sais d'avance que certaines seront déçues. Elles partiront peut-être une prochaine fois.

Le premier critère est essentiel : il faut que la candidate ou le candidat soit parfaitement conscient de la nature de la mission pour laquelle elle ou il est volontaire. Et que son entourage familial ait été au moins prévenu. Il n'est pas question d'être volontaire en solitaire si on est engagé dans sa vie personnelle.

Parler la langue du pays, ou à défaut l'anglais, est un critère important également. Pour le Kosovo, par exemple, nous avions quelques infirmières qui parlaient serbo-croate. Il y a un tel brassage dans les hôpitaux parisiens que le personnel infirmier est familiarisé avec toutes sortes de cultures.

Les volontaires doivent être physiquement en forme. Ce n'est pas une question d'âge. On peut être apte à quarante-cinq ans sans problème. Il y a une jeunesse du cœur aussi. En France, nous pensons souvent à tort qu'il faut absolument être jeune et beau pour faire de l'humanitaire.

L'expérience est un atout supplémentaire. Pour l'Asie, après le tsunami, j'ai pu compter sur deux cadres infirmiers qui avaient l'expérience du

Kosovo. Formés aux stages de survie, ils ont été d'une aide précieuse. Avec eux, j'ai désigné deux jeunes qui seront les anciens de la prochaine fois. De cette façon, ils se forment entre eux. Cela permet de multiplier et de renouveler les équipes.

Au retour, nous les réunissons tous, y compris ceux et celles qui n'ont pas pu partir, pour qu'ils fassent part de leur expérience. Nous pouvons vivre ainsi leur aventure par procuration. En attendant le prochain appel.

SAMU social

Quelles que soient les missions, ce sont toujours les mêmes qui se présentent.

Le SAMU social venait d'être mis en place. L'hôpital dans lequel je travaillais était chargé d'ouvrir trente lits dans les huit jours pour des personnes en grande détresse qui, à la sortie de l'hôpital, ne savaient pas où dormir. C'était peu de temps avant Noël. Il fallait trouver des infirmières volontaires qui en plus de leur service habituel travailleraient dans cette nouvelle unité. Sollicitée également, la faculté de médecine voisine a donné son accord pour assurer des permanences de nuit. Au bout d'un mois et demi, les candidats étaient déjà moins nombreux. L'appel des sports d'hiver probablement...

En tout cas, les infirmières étaient bien là. Et elles sont restées le temps qu'il fallait. Vingt-quatre heures sur vingt-quatre. Dans les camions du SAMU social qui tournent dans Paris, la nuit, il y a toujours une infirmière. Et cela continue. J'ai retrouvé les mercenaires du cœur. Certaines venaient du service des grands brûlés, d'autres de la réanimation, d'autres encore des maternités. Beaucoup n'étaient jamais parties en mission à l'étranger, mais elles avaient la même mentalité que les Katangaises. Elles avaient cette disponibilité permanente.

Lorsque, en 2004, nous avons lancé une campagne de recrutement dans toute la France pour tenter de répondre à la pénurie d'infirmières dans nos hôpitaux parisiens, nous avons opté pour une formule originale. Il s'agissait de former une équipe d'infirmières volontaires capables de répondre aux questions des éventuelles candidates. Avec leurs mots et leurs préoccupations. J'avais baptisé cette opération « Ici Londres » : « Les infirmières parlent aux infirmières ».

Pendant neuf mois, l'équipe s'est ainsi transformée en bureau de renseignement et en agence de communication. Nous avons choisi ensemble le programme, le logo, les affichettes et les messages diffusés sur les radios. Mission : convaincre un maximum de jeunes diplômées de rejoindre les hôpitaux de la région parisienne. Cette fois encore, les volontaires se sont pressées pour passer une ou plusieurs journées au centre d'appel et répondre à toutes les questions.

Flamboyantes !

Bien sûr, les infirmières ne sont pas toutes aussi disponibles. Certaines hésitent, parce qu'il y a la vie, la famille. « Nous avons combattu le choléra et la tuberculose dans cet hôpital, eh bien, nous combattrons aussi le sida ! » m'a dit un jour une collègue. C'était en 1983, au début de cette grande épidémie dont tout le monde avait peur. C'est magnifique, non ? Elles ont un côté flamboyant, ces infirmières. Il est dommage que la reconnaissance ne suive pas toujours.

Est-ce parce qu'elles ont cette disponibilité, cet enthousiasme, cet état d'esprit particulier qu'elles sont devenues infirmières ? Non, cent fois non. Elles ne sont pas formatées. On ne devient pas infirmière parce que l'on a cette mentalité. En revanche, c'est parce qu'on est ainsi faite qu'on reste infirmière. Et que l'on tient longtemps. C'est très différent.

Tant qu'il y aura de la vie

Que les jeunes infirmières de ce début du XXIe siècle sachent qu'elles ont la chance de pouvoir faire une véritable carrière à l'hôpital. Elles ne doivent surtout pas avoir de complexe : je n'ai pas eu la vocation telle qu'on la concevait à l'époque où je suis entrée à l'école, mais j'ai eu rapidement l'impression d'être faite pour ce métier magnifique. Les infirmières exercent un métier tellement demandé qu'il est superflu de s'interroger sur l'évolution du marché, car il y aura malheureusement toujours des maladies. Certaines disparaissent, mais de nouvelles surgissent. Il y aura toujours des accidents, des catastrophes, des morts mais aussi, et heureusement, des naissances.

Un vrai passeport

Par sa nature même, l'emploi des infirmières n'est pas délocalisable. Au contraire, le marché de la maladie étant planétaire, elles ont l'embarras du choix pour exercer leur métier. Elles peuvent aller travailler n'importe où dans le monde, car leur offre de services trouvera toujours preneur. Leur diplôme est un véritable passeport. Le marché va inévitablement se développer, car il y a encore d'immenses carences dans de nombreux pays en matière de santé publique. En France comme en Europe, la croissance des besoins de soins est prévisible également, ne serait-ce qu'en raison de l'allongement de la vie.

Enfin, la profession d'infirmière n'est pas menacée par les progrès de la technologie, parce que les soins de base et la présence humaine seront toujours indispensables. Jamais un robot, même très sophistiqué, ne parlera à un malade ou ne lui tiendra la main comme une infirmière ou une aide-soignante.

Voilà donc bien un métier pérenne auquel sourit l'avenir. Il existera tant qu'il y aura des hommes et des femmes sur la Terre.

Les infirmières peuvent également se dire qu'elles font un métier vraiment utile. C'est du reste peut-être pour cette raison qu'il n'est pas rémunéré à sa juste valeur. Mais quelle image de marque ! Du coup, les infirmières n'ont pas besoin de faire de la publicité pour se faire valoir, ou de se mettre en avant pour être admirées et plébiscitées dans les sondages d'opinion. La popularité leur est naturellement acquise. Leur cote sans pareille est peut-être même le résultat de leur discrétion ou plus exactement de leur discrète efficacité.

La médaille du mérite que la population leur décerne sans hésiter a un revers : la hiérarchie a une fâcheuse tendance à penser que cette belle reconnaissance suffit à leur bonheur. Les infirmières se demandent quelquefois, non sans raisons, si leurs partenaires au sein de l'hôpital ne seraient pas un peu jaloux de leur succès populaire. Quand on les jalouse, c'est avant tout pour ce qu'elles font et plus encore pour ce qu'elles sont capables de faire. Elles sont même capables de se mettre (rarement) en grève tout en continuant à travailler ! Ce sont les seigneurs de la grève.

C'est une chance pour les jeunes infirmières d'avoir reçu en héritage cette réputation. Car cette image de marque est le trésor de notre profession. Elle est un lien également. Elle crée une véritable solidarité entre nous. Cela ne nous empêche pas de nous adresser des reproches dans certaines circonstances. Mais nous sommes toujours fières de la réussite d'une infirmière, parce que c'est toute la profession qui en tire profit. En réalité, il y a tellement de places sur le marché des soins qu'il n'y a aucune concurrence entre nous.

Les défricheuses

Les jeunes infirmières d'aujourd'hui ont envie de rester authentiques, comme leurs aînées, mais elles ne veulent pas être naïves. Elles souhaitent changer l'apparence de l'infirmière trop dévouée, un peu niaise, habillée en bonne sœur. Elles ont raison de poser leurs conditions. Du travail ? Il y en a partout. La sécurité de l'emploi est donnée, dans cette profession, par l'utilité de l'emploi. « Donnez-nous plutôt envie de rester à l'hôpital, la reconnaissance de nos compétences, le droit de participer aux décisions et d'être écoutées, ainsi qu'un salaire correct », disent-elles, Elles ne veulent plus être soumises.

Elles ont la chance aussi d'être beaucoup mieux formées, quoi qu'en disent les anciennes. Comme tous les jeunes, elles ont fait davantage d'études avant d'entrer à l'école d'infirmières. Ensuite beaucoup sont retournées suivre des cours à la faculté, parallèlement à l'exercice de leur métier. À Paris, l'Assistance publique prend en charge une partie des frais de scolarité, dans le cadre de la formation continue. Certaines font des études de médecine, d'autres de sociologie, de psychologie ou de gestion. C'est un atout supplémentaire pour exercer ensuite leur métier, pour prendre des responsabilités au sein de l'hôpital ou parfois pour changer de voie. Beaucoup d'infirmières sont ainsi diplômées de l'université ou d'écoles supérieures. J'en connais qui sont devenues ingénieurs, et d'autres qui possèdent des doctorats.

La profession a ses héroïnes. Autrefois, il fallait une guerre ou des circonstances exceptionnelles pour qu'une infirmière soit remarquée. Il y en avait une sur cent mille. Aujourd'hui, alors que l'héroïsme est parfois quotidien, il y a d'autres manières de sortir du rang. Et celles qui y parviennent le font pour apprendre d'autres choses et transmettre leur expérience aux nouvelles générations. Ce sont des défricheuses.

Combien de fois n'ai-je pas entendu dire qu'il faut se garder de rédiger un texte général sur les missions susceptibles d'être confiées à des infirmières, au prétexte que c'est une question de personnes. Elles ne seraient, argumente-t-on, qu'une vingtaine en tout et pour tout à pouvoir le faire. Allons donc ! En revanche, la plupart des médecins et des directeurs s'empressent d'exiger des textes officiels pour affirmer leurs spécificités collectives et pour garder leurs prérogatives. On préfère personnaliser nos réussites afin de ne pas avoir à les inscrire au crédit de la communauté infirmière. Nous sommes l'une des rares professions où l'exemple ne confirme pas la règle. À l'inverse, pour ce qui les concerne, n'importe quel responsable de haut niveau dans le domaine de la santé peut être remplacé par un autre sans que personne se pose la question de savoir s'il a la compétence nécessaire pour le poste. Ce serait la fonction qui ferait l'homme ou la femme !

Nous, les infirmières, nous nous percevons collectivement, mais on nous refuse d'être reconnues en tant que profession. Par crainte de nos revendications ? Même si nos compétences et nos personnalités sont différentes, il est inacceptable que l'on continue à personnaliser nos succès et nos qualités.

Leur vérité

Mon passage au cabinet du ministre de la Santé m'a convaincue qu'il était possible d'être infirmière, de se présenter comme telle, et de faire autre chose dans sa carrière que donner des soins. Cela m'a permis de constater que nous ne sommes pas plus ni moins compétentes que les autres. Cela, toutes les infirmières doivent le savoir.

Je sais que ce n'est pas dans la tradition infirmière de parler et d'écrire. Il y a bien longtemps, un cadre infirmier nous a remis à toutes un stylo. Jusqu'alors nous devions nous l'acheter nous-mêmes, parce qu'il n'était pas prévu qu'une infirmière doive écrire. C'était en 1975. « Maintenant, nous a-t-elle dit, vous allez écrire ce que vous faites, ce que vous pensez de ce qui est fait et ce que vous voudriez que l'on fasse. »

Un peu plus tard, nous avons créé le dossier de soins infirmiers. Disons plutôt que nous l'avons emprunté aux infirmières américaines et canadiennes qui l'avaient inventé. Dans un premier temps, nos médecins n'en voulaient pas. Ils ordonnaient aux secrétaires médicales de les jeter à la poubelle. Il est vrai que nous avons commis l'erreur, au début, d'utiliser le dossier de soins infirmiers comme un moyen de reconnaissance de la profession. De nos jours, lorsqu'un juge réclame un dossier de malade, c'est en général le dossier de soins qu'il veut voir d'abord parce qu'il est plus détaillé.

Nous étions quelques-unes à avoir pris cette initiative. Envers et contre tout. Il a fallu batailler pendant des années. Je me souviens d'un médecin qui disait sans cesse : « Non, Michelle, ne note surtout pas cela... » Il craignait de ne pas contrôler ce que nous pouvions écrire dans notre dossier qui est avant tout celui du malade. Parce que cela laissait des traces. Et surtout parce que cela montrait qui fait quoi.

Lorsque nous avons commencé à rédiger des articles, à signer des tribunes, c'était une autre façon de montrer à l'opinion notre véritable rôle. Il est beaucoup plus difficile ensuite de contester notre contribution à ce que l'on appelle le système de soins, et à l'hôpital en particulier.

Dès que les infirmières s'expriment et qu'elles osent dire leur vérité sans détour, chacun s'aperçoit qu'il existe un énorme décalage entre le discours officiel et la réalité. C'est pour cette raison que les infirmières doivent conserver leur authenticité. Celle-ci valide leurs remarques et leurs critiques. Elle donne envie de les croire et de tirer les conséquences de leurs paroles pour améliorer le fonctionnement des unités de soins.

Si personne n'était venu me chercher, si je n'avais pas été encouragée par des collègues, des journalistes, des éditeurs, jamais je n'aurais osé mettre mon nom sur un tel témoignage. C'est pourquoi, j'engage la profession à se faire entendre et pas uniquement dans les domaines que d'autres se chargent de limiter.

Pour un Ordre infirmier

En France, l'idée que les infirmières puissent avoir des avis, poser un diagnostic, souhaiter un Ordre, comme d'autres professions, terrorise encore beaucoup de responsables de la santé. C'est pour nous une longue bataille dont quelques manches ont enfin été gagnées, grâce à la pugnacité de quelques-unes et à l'Europe. Dans ce domaine, notre pays ne fait que rattraper le retard qu'il avait sur beaucoup d'autres pays européens. L'enjeu est la reconnaissance du métier d'infirmière. La victoire est désormais possible. Elle aura exigé que tombent les réflexes corporatistes et protectionnistes du monde des professionnels de santé et de leurs syndicats.

Service infirmier

Pendant des années et particulièrement en 1988 avec le premier et le seul vrai mouvement infirmier, nous avons demandé en vain la création d'un Service infirmier dans les hôpitaux. Nous voulions avoir la possibilité d'intervenir sur les grandes décisions concernant nos conditions de travail et d'exercice dans les hôpitaux. Le Service infirmier devait mettre en forme cette consultation. Mais le simple fait d'accrocher le mot « service » à « infirmier » semblait poser d'insurmontables problèmes. D'ailleurs en 2005, en dépit de notre vigilance, ce terme vient de disparaître des textes de loi. On dira que ce n'était qu'un passage obligé pendant dix ans et que la réorganisation de l'hôpital ne le justifie peut-être plus. Cependant, ce Service a disparu pour les infirmiers et les infirmières. Sans justification particulière. Comme toujours, nous sommes victimes de l'absence de représentation nationale.

Le dénouement avait pourtant eu lieu alors que j'étais au cabinet du ministre de la Santé, en 1991. Il nous avait fallu aller jusqu'au Conseil d'État pour défendre notre dossier. C'est dire s'il mettait en cause des préjugés bien ancrés dans les esprits et dérangeait quelques intérêts catégoriels. Je m'y étais rendue avec le directeur de cabinet de Bruno Durieux, une énarque aussi adorable que remarquable. Que nous opposait-on ? Qu'il était impossible d'utiliser deux fois le mot « service » dans un projet de loi, alors que ce mot n'avait pas la même signification dans les deux cas. Cependant, il existait déjà le « Service médical », le « Service administratif » et encore le Service public. Et nous, nous proposions d'introduire un service du quatrième type... Au risque, pensait-on sans doute, de semer la confusion ! Par chance, nous avons eu affaire à une présidente de séance sans a priori et très professionnelle.

En réalité, c'est la notion même de « Service infirmier » qui mettait les médecins, les directeurs d'hôpitaux et les représentants des syndicats les plus conservateurs dans tous leurs états. Ils paniquaient à l'idée que les infirmières puissent être regroupées dans un service autre que celui auquel elles sont affectées pour leur travail quotidien. Ils craignaient, notamment, de ne plus pouvoir dissimuler certaines pratiques comme, par exemple, la transformation de postes infirmiers en emplois administratifs. Un exercice courant. Si l'on fait l'addition des postes infirmiers créés depuis trente ans par le ministère de la Santé, on s'aperçoit que les infirmières devraient être bien plus nombreuses qu'elles ne le sont. Malheureusement, ces postes fondent comme neige au soleil. La pénurie d'infirmières laisse des postes vacants et c'est une aubaine de les transformer en chargés de mission, en secrétaires et même, fait exceptionnel, en emplois médicaux.

Le dossier de soins infirmiers

La formule « diagnostic infirmier » a suscité la même levée de boucliers. Comme si elle était totalement incongrue. Il existe pourtant un ouvrage traduit de l'américain qui fait autorité sur le sujet. De nos jours, les infirmières françaises ont les compétences nécessaires pour se servir de cet outil remarquable, bien qu'il ne soit pas d'une lecture, ni d'un apprentissage faciles.

Que nous opposaient certains médecins ? Qu'il ne pouvait évidemment y avoir de diagnostic digne de ce nom rendu par une infirmière. Pourtant mon père, qui était garagiste, avait le droit d'employer ce mot. Il disait à ses clients en refermant le capot de leur voiture : « Ça y est, j'ai fait le diagnostic ! »

Dans les années 1970-1980, quelques-uns parlaient de « babillage infirmier ». Aujourd'hui, n'importe quel médecin ou responsable de la santé qui s'exprime à la télévision évoque « la prise en charge globale » du malade, expression dont ils se moquaient vingt ans plus tôt et qui, quelquefois, perd tout son sens, à force d'être employée à tort et à travers.

Le traitement de la douleur a donné lieu à un nouveau combat. C'est l'intervention de quelques grands médecins qui a permis que nous soyons enfin écoutées sur un sujet qui nous est tellement familier.

« Vous allez écouter les infirmières. Elles vont vous expliquer ce qu'elles ont fait, a dit un jour le professeur Menkès à ses internes. » C'est lui aussi qui se déclarait « époustouflé » par la capacité des infirmières et des cadres infirmiers à formaliser et à décrire leur travail auprès des malades. « Rappelez-vous une chose, disait-il, il n'y a que la douleur des autres qui ne fait pas mal. » Cela se passait à l'hôpital Cochin où, à cette époque, nous travaillions avec des équipes médicales intelligentes, pour ne pas dire exceptionnelles. De toute façon, comme j'ai déjà eu l'occasion de le constater, plus le médecin, les professionnels, les directeurs sont bons, et sûr d'eux, plus ils sont ouverts aux innovations. Ils n'ont pas peur. Ce sont les médiocres qui veulent empêcher l'expression et l'affirmation de leurs partenaires.

Un bel exemple

Un jour, le ministre Bruno Durieux m'annonce qu'il reçoit le professeur X. qui vient l'entretenir du problème infirmier, parce qu'il a quelques idées sur la question. Il me demande d'être présente. Ce grand patron, qui n'était pas parisien, commence à parler de « ses » équipes et le ministre lui demande pourquoi il ne s'est pas fait accompagner par le cadre infirmier qui aurait pu ainsi expliquer le problème. Le professeur était quelque peu embarrassé. Nous l'avons intégré dans le groupe de travail chargé du dossier qui traitait les problèmes qu'il avait évoqués. Il n'est venu à aucune réunion ! Il s'est contenté d'adresser quelques notes. En fait, il avait certainement pris prétexte du problème infirmier pour rencontrer le ministre et obtenir une faveur personnelle, mais ma présence dans le bureau a dû l'empêcher d'avancer sa requête. Mes plus jeunes collègues doivent toujours se rappeler qu'elles servent trop souvent d'alibi. Ou de faire-valoir. Quand elles sont conviées à des conférences, c'est souvent pour remplir la salle. C'est pour la photo ! Ceux qui interviennent n'ont, en général, que faire du point de vue des infirmières. Si, à la lecture du programme et des noms des membres du comité scientifique, il n'y a pas d'infirmière, méfions-nous ! Un autre conseil : lorsqu'on vient nous interroger dans le cadre d'une enquête, sans nous fournir les raisons de l'enquête, sans nous proposer de nous envoyer les résultats, soyons attentives. Ne répondons pas, parce que notre savoir, notre expérience sont utilisés sans jamais qu'on nous en attribue la paternité.

Les plus jeunes peuvent être encore plus exigeantes parce qu'elles sont mieux formées. Des médecins s'en plaignent d'ailleurs en regrettant qu'elles soient moins dociles que les anciennes...

Bien sûr, puisque les plus passives d'autrefois ont quasiment toutes disparu. Il n'en reste que très peu de celles qui ont tout avalé et qui sont forcément choquées par la liberté de ton adoptée par les plus jeunes. Ce décalage existe dans toutes les professions. L'hôpital doit l'accepter et il a tout à y gagner. La nouvelle génération peut, en tout cas, compter sur mon soutien total.

Oui, les choses changent – lentement – dans un sens favorable. J'interviens dans un DESS d'économie de la santé à la demande d'un professeur de gestion. J'y rencontre des étudiants appelés à devenir des gestionnaires dans le secteur de la santé. Ma mission est de leur expliquer le fonctionnement du système hospitalier à partir de mon expérience quotidienne.

C'était impensable il y a trente ans, sauf pour une infirmière qui était également docteur en économie ou en sociologie. Ces infirmières ont montré le chemin. C'étaient des pionnières. Elles consacraient toute leur vie à leur profession. Elles s'investissaient sans compter. On leur doit, notamment, d'avoir créé les revues infirmières. Elles parlaient anglais, s'informaient des méthodes en vigueur à l'étranger. Leurs apports ont été considérables pour la profession.

Grâce à l'Europe

Ce processus de professionnalisation a été un long chemin. Sait-on aujourd'hui que le titre d'infirmière n'a été défini par la loi française qu'en 1978 ? Nous le devons à Simone Veil qui était alors ministre de la Santé. Elle a vraiment été notre « merveille » à nous.

Auparavant, il existait bien un diplôme d'infirmière et les hôpitaux n'embauchaient que des diplômées, mais n'importe qui pouvait se déclarer infirmière. Il y avait les « autorisées » et les autres.

C'est l'Europe qui a contraint la France à clarifier la situation. Simone Veil était à la fois très européenne et consciente des lacunes du système français. Elle savait faire la distinction entre ceux qui parlaient beaucoup et ceux ou celles qui agissaient.

Il était absolument essentiel, en effet, de lier le titre à une formation et à un diplôme pour assurer à la population un service de professionnels qualifiés. Ce n'est donc qu'en 1978 que la loi française a précisé qu'est infirmière toute personne qui, en fonction du diplôme qui l'habilite, est autorisée à... suivait une série d'actes mentionnée de manière officielle.

La France appliquait ainsi une directive européenne de 1975 qui réglementait quatre professions à risques dans le domaine de la santé publique : les médecins, les pharmaciens, les sages-femmes et les infirmiers. Des décrets d'exercice infirmier et de déontologie infirmière ont ensuite accompagné la loi. Est ainsi née la carte d'identité de la profession.

Des médecins et même des infirmières ont longtemps ignoré que ces textes existaient. Je me souviens d'un médecin avec qui je travaillais régulièrement à l'hôpital, membre du Conseil de l'Ordre des médecins, que j'avais retrouvé à une conférence sur les règles de déontologie de notre profession et qui m'a avoué, après m'avoir entendue, qu'il ne savait pas que de telles règles avaient été établies pour les infirmières. C'était cinq ans après leur publication.

Il est vrai que leur rédaction n'a pas été aisée. Cela arrangeait tous ceux qui ne souhaitaient pas les voir appliquées. Je me suis aperçue en arrivant au cabinet de Bruno Durieux que les dossiers étaient prêts. Mais les textes n'avaient toujours pas été publiés. Par manque de volonté politique ? par manque de suivi administratif ? par peur de déranger l'ordre établi ? par... rien de cela, par habitude et par crainte de mécontenter trois ou quatre aboyeurs professionnels.

Histoire d'un décret

Le décret d'exercice de la profession, publié en 1981, organise notre responsabilité suivant quatre niveaux : ce que nous pouvons faire seule, notre responsabilité sur prescription médicale, seule d'abord, puis avec un médecin pouvant intervenir à tout moment ensuite, et enfin ce que nous ne pouvons faire qu'en présence effective d'un médecin.

Ces précisions sont nécessaires, car les deux professions sont liées. Surtout à l'hôpital où elles ne peuvent pas travailler l'une sans l'autre. Les infirmières peuvent notamment faire de la prévention sans le concours des médecins et d'ailleurs elles ont fait leurs preuves, en particulier dans les secteurs sociaux.

Quand le décret a été publié, il a été aussitôt diffusé dans les écoles d'infirmières, grâce aux enseignants qui étaient, à l'époque, en première ligne pour suivre les réformes et promouvoir le changement.

Mais les syndicats de biologistes ont immédiatement attaqué le décret en question. Pourquoi ?

Parce qu'il accordait aux infirmières le droit de tremper une bandelette dans les urines et de conclure à la présence ou non d'albumine, d'acétone, etc. Cet exercice infirmier faisait certainement perdre de l'argent à quelques-uns. Trois ans plus tard, le décret était abrogé par le Conseil d'État pour vice de forme. Cette décision a fait une publicité extraordinaire à un texte dont la plupart des infirmières ignoraient encore l'existence. Le coup de sang de la profession infirmière nous a mises dans la rue sans même que les syndicats aient le temps de réagir. Je me souviens, j'avais découpé un drap chez ma mère pour faire une banderole. Je les embrasse, ces biologistes ! Sans leur réaction corporatiste, nous aurions mis dix ans à faire connaître ce texte. Un mois et demi plus tard, le décret était réécrit et le monde infirmier et de la santé était au courant.

Le statut des directeurs de soins a connu une mésaventure similaire. Lorsque les infirmières générales sont devenues directeurs de soins, la décision a été attaquée par les syndicats de médecins et de pharmaciens. Le Conseil d'État ne les a pas suivis. Encore une fois, le fait que ce nouveau statut soit attaqué, puis que le Conseil d'État explique les raisons du rejet de la plainte des syndicats, nous a ouvert les yeux sur l'étendue des compétences des directeurs de soins et sur leur mission au sein de l'hôpital. Jamais je n'aurais imaginé que ce statut nous donnerait autant de responsabilités. Car, soyons honnêtes, pour nous un décret statutaire, c'était avant tout une grille indiciaire. Un peu de sous, quoi !

Une instance d'écoute

Les pays de l'Europe du Nord, les pays anglo-saxons, le Canada ont depuis très longtemps des Ordres infirmiers ou des organisations nationales similaires. À Bruxelles, dans les réunions consacrées à la santé, les infirmières de ces pays sont représentées par l'une des leurs, alors que les Françaises le sont par un fonctionnaire du ministère de la Santé accompagné, paraît-il, d'une infirmière désignée. Il est de tradition que nous soyons considérées en ouvrières de l'hôpital. D'ailleurs, les centrales syndicales françaises sont contre ou renâclent à accepter l'instauration d'un Ordre infirmier, comme si elles ne souhaitaient pas faire la distinction entre le salarié et le professionnel. Les lignes sont néanmoins en train de bouger.

Depuis trente ans, une instance dont l'appellation compliquée devrait déjà nous interpeller, la CSPP – la Commission infirmières du Conseil supérieur des professions paramédicales –, est en fonctions. Enfin, c'est un grand mot. Tout le monde, y compris ceux qui y siègent, reconnaît qu'elle ne fonctionne pas et en demande régulièrement la transformation. Tout en reconnaissant qu'il faut la changer, les centrales syndicales la défendent – normal : elles y siègent de droit. Presque personne n'en connaît les membres et eux-mêmes ne connaissent pas toujours l'ordre du jour. Pour y avoir siégé quatre années de suite, je peux certifier que, malgré la bonne volonté de certains, la CSPP est d'une inefficacité redoutable. Elle permet de ne pas avancer, consomme du papier et justifie du temps de travail administratif : jeu habituel de nos responsables. Une commission, un conseil, bref des réunions pour rien, sans aucune influence, retardant ou bloquant des décisions, tout en justifiant un semblant de concertation.

Le système de santé français a besoin d'avoir un Ordre infirmier sur le modèle de ce qui existe dans les autres pays. Ce sont les pays scandinaves qui, il y a bien longtemps, ont donné l'exemple. Sa mission sera de garantir davantage de sécurité aux malades et d'être une instance d'appel et de conseil pour les infirmières.

Dans un hôpital, il est assez facile de mettre en place une instance d'écoute. Les directeurs de soins sont là pour aider à résoudre les problèmes infirmiers. Mais à qui doit s'adresser, pour confier ses doutes ou ses craintes, une infirmière qui travaille dans une petite structure ou en indépendante ? Il n'y a pas d'institution nationale, aujourd'hui, en France, qui puisse répondre à cette demande. Certaines ont quitté la profession, rongées par le remord, ou parce qu'elles avaient fini par avoir peur d'elles-mêmes, ou encore à cause d'accusations portées contre elles. Elles se sont senties abandonnées, sans recours.

Il y a quatre ans, une jeune infirmière est ainsi revenue un soir à l'hôpital, complètement effondrée. Elle était persuadée que, quelques heures auparavant, elle avait pris une ampoule pour une autre. Deux types d'ampoules, que rien ne distinguait en apparence, étaient rangés dans le même tiroir. Elle avait fait l'injection prescrite par le médecin et pourtant l'état du malade ne s'améliorait pas. En rentrant chez elle, elle s'était soudain rendu compte qu'elle n'avait pas lu le nom inscrit sur l'ampoule. C'est en fouillant dans le tiroir qu'elle avait eu la certitude d'avoir confondu les médicaments. En revenant à l'hôpital, elle se dénonçait. Elle reconnaissait son erreur. Je l'avais en face de moi accompagnée de son cadre infirmier et ensemble nous devions adopter une attitude : comment en parler aux autres, comment l'expliquer au médecin (qui avait réussi entre-temps à rétablir la situation, de sorte que le malade se portait mieux) et surtout comment faire en sorte que pareille confusion ne se reproduise plus ? Tout a été signalé. Les corrections ont été faites. Tout cela grâce au courage de cette jeune professionnelle qui aurait bien pu choisir de se taire. C'est pourquoi il est indispensable que les infirmières, appelées à travailler sur le fil du rasoir, puissent s'ouvrir de leurs préoccupations sans crainte à leur Ordre.

Un Ordre infirmier aurait également vocation à rendre des avis préalables à toutes les décisions de santé publique sur lesquelles les infirmières diplômées d'État ont une action à développer. Et sur des problèmes aussi délicats que ceux posés par le traitement de la douleur ou par la fin de vie dont les infirmières sont les premières assistantes et les derniers témoins.

Une structure nationale, à même d'échanger des informations avec ses homologues étrangères, permettrait de mieux encadrer nos pratiques et ainsi de rendre de véritables comptes aux malades. Elle pourrait être une structure de premier appel pour les malades et leurs proches qui s'interrogent sur la compétence de leur infirmière.

Aujourd'hui, si l'un ou l'une d'entre nous est dangereux dans son exercice professionnel, quelle qu'en soit la raison, il peut changer d'hôpital, de clinique, de région, de pays, sans aucune formation complémentaire. Seul le juge peut lui interdire d'exercer son métier, à condition qu'il y ait eu une plainte, une condamnation, donc un fait grave. Cherchez l'erreur !

Je ne cite que des problèmes de compétences professionnelles alors qu'il arrive aussi que certains ne soient plus mentalement en capacité d'exercer ou pire encore soient maltraitants ou sanctionnés par les conseils de discipline de leur hôpital, après constatation de comportements litigieux. Ils sont révoqués de l'hôpital, mais peuvent continuer à travailler là où ils sont inconnus. Une instance ordinale pourrait, sans passer par la Justice, protéger la population des professionnels dangereux ou indésirables.

Pratique avancée

Si la création d'un Ordre infirmier, capable de représenter la profession en France et à l'étranger, est aujourd'hui indispensable, celle de diplômes d'infirmières en pratique avancée l'est également. De tels diplômes existent en Amérique du Nord, en Grande-Bretagne et maintenant dans presque tous les pays européens.

Ce type de compétences doit faire l'objet d'une validation accessible à toutes les infirmières intéressées et capables. Actuellement, en France, elles ne sont que quelques-unes à pouvoir exercer en « pratiques avancées ». Ce sont les médecins qui les nomment. Des arrêtés ont été publiés autorisant certains médecins à expérimenter cette méthode. Ce n'est pas satisfaisant. Il nous faut une organisation générale reconnue de la pratique avancée.

Cela suppose l'établissement d'un lien plus étroit entre nos instituts de formation et l'université, de manière à donner à certains diplômes une validation universitaire et à faire émerger une science infirmière de niveau universitaire en France. Ainsi, des Françaises participeraient enfin au développement de la science infirmière qui, jusqu'à présent, est le domaine trop réservé des Anglo-Saxonnes et des pays du Nord de l'Europe.

Changer le mode d'exercice, augmenter les compétences de certains d'entre nous constituera un gain de temps précieux pour le médecin qui pourra ainsi se concentrer sur l'activité médicale. Beaucoup de praticiens l'ont compris et commencent à le mettre en œuvre, sans attendre que les textes le permettent.

De nombreux médecins hospitaliers sont d'accord pour déléguer certaines tâches qui sont de leur compétence. Si cela existe à l'hôpital, il n'y a pas de raison de l'interdire. Mais c'est compter sans l'opposition d'un grand nombre d'organisations qui n'entendent pas voir officialiser pour les infirmières ce qu'ils pensent être leurs prérogatives.

Si nos dirigeants politiques n'ont pas compris que la mise en place d'un Ordre infirmier et la formalisation de la pratique avancée étaient indispensables, tant à la santé publique qu'à la reconnaissance de la profession infirmière, c'est aux professionnels de l'exiger. Non pas en descendant dans la rue, mais en travaillant et en s'associant avec les médecins et tous ceux qui en ont saisis l'enjeu. Il nous faudra aussi vaincre les réticences des plus craintives d'entre nous, peu habituées à être officiellement consultées, réduites au silence depuis des années, intervenantes de l'ombre. Ce sont celles qui critiquent le système sans jamais envisager de participer au changement.

Les infirmières du XXIe siècle ont le devoir d'obtenir ces deux réformes capitales. Elles y parviendront, j'en suis convaincue, parce qu'elles ont de la détermination et du talent. Et parce que, dans ce domaine aussi, le modèle français, à bout de souffle, a besoin d'un coup de bistouri. Pour retrouver une jeunesse et entrer dans la modernité.

Pour les infirmières, c'est une affaire d'honneur, pour la santé publique, une exigence d'efficacité.

Table

Cet ouvrage a été imprimé par

FIRMIN DIDOT
GROUPE CPI

Mesnil-sur-l'Estrée

pour le compte des Éditions Robert Laffont
24, avenue Marceau, 75008 Paris
en avril 2006

La photocomposition de cet ouvrage
a été réalisée par
GRAPHIC-HAINAUT
59163 Condé-sur-l'Escaut

Dépôt légal : avril 2006
N° d'édition : 46977/01 – N° d'impression : 79078

Imprimé en France